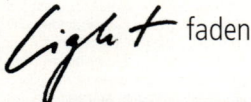 faden

Beatmung

Herausgeber: Dr. med Ulrich von Hintzenstern, Spardorf

Unter Mitarbeit von Dr. med. Robert Crahé, Lübeck;
PD Dr. med. Harald Mang, Erlangen;
Dr.-Ing. Anton Obermayer, Erlangen;
PD Dr. med. Jochen Strauß, Hannover

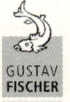

Gustav Fischer Verlag
Ulm, Stuttgart, Jena, Lübeck

Zuschriften und Kritiken an:
Gustav Fischer Verlag, Lektorat Medizin, Postfach 3870, D-89028 Ulm

Wichtiger Hinweis
Die Erkenntnisse in der Medizin unterliegen laufendem Wandel durch
Forschung und klinische Erfahrungen. Die Autoren dieses Werkes haben
große Sorgfalt darauf verwendet, daß die in diesem Werk gemachten
therapeutischen Angaben (insbesondere hinsichtlich Indikation, Dosierung
und unerwünschten Wirkungen) dem derzeitigen Wissensstand entsprechen.
Das entbindet den Nutzer dieses Werkes aber nicht von der Verpflichtung,
anhand der Beipackzettel zu verschreibender Präparate zu überprüfen, ob die
dort gemachten Angaben von denen in diesem Buch abweichen und seine
Verordnung in eigener Verantwortung zu treffen. Ebenso ersetzen die
„Kurzbedienungsanleitungen" nicht die Gebrauchsanweisungen der
Gerätehersteller, sondern dienen lediglich dazu, einen kurzen Einblick in
die Bedienung einiger wichtiger Beatmungsgeräte zu geben.

Die Deutsche Bibliothek - CIP-Einheitsaufnahme
Lightfaden Beatmung / Hrsg.: Ulrich v. Hintzenstern.
Unter Mitarb. von Robert Crahé ... - 1. Aufl. -
Ulm ; Stuttgart ; Jena ; Lübeck : G. Fischer, 1998
    ISBN 3-437-51316-8

Satz & Layout: Medienkontor Lübeck
Druck: Clausen & Bosse, Leck
Umschlag: prepress ulm GmbH, Ulm

98 99 00 01 02   5 4 3 2 1

Vorwort

Die Reihe „Lightfaden" beleuchtet kurz und übersichtlich häufige Probleme in Klinik und Praxis. „Lightfäden" beantworten die speziellen Fragen der täglichen Arbeit zuverlässig. Sie bieten den schnellstmöglichen Zugang zu den gesuchten Informationen. Wie auch bei den „Klinikleitfäden" steht dabei die Praxisnähe immer im Vordergrund.

Der Lightfaden Beatmung geht bewußt nur kurz auf die physiologischen Grundlagen der Atmung und Beatmung ein und konzentriert sich vor allem auf die in der Praxis wichtigen Belange. Da der Umgang mit Beatmungsgeräten eine eingehende Kenntnis ihrer Steuerungstechnik voraussetzt, werden die Steuerungsparameter und ihre Bedeutung für die Beatmungspraxis sowie die gängigen Beatmungsprotokolle eingehend vorgestellt und diskutiert. Die Wahl des Beatmungsschemas und der Steuerungsparameter ist immer individuell der Situation des einzelnen Patienten anzupassen. Daher können nur bedingt konkrete Empfehlungen gegeben werden. Um individuelle Beatmungssituationen plastisch darstellen zu können, wurden daher zahlreiche Fallbeispiele aufgenommen, die am Einzelfall die Planung und das praktische Vorgehen aufzeigen.

Abbildungsnachweis

Abb. 3.4: Fa. Datex Engström, Bremen
Abb. 3.2, 3.3, 3.5, 3.6, 3.10–3.12, 4.1: Fa. Dräger, Lübeck
Abb. 3.9: Fa. Hamilton, Darmstadt
Abb. 3.8: Fa. Nellcor Puritan Bennett, Idstein
Abb. 1.5, 1.8–1.10, 2.1–2.13: prepress ulm GmbH, Ulm
Abb. 1.1–1.4, 1.6, 1.7: Gerda Raichle, Ulm
Abb. 3.1, 3.7: Fa. Siemens, Erlangen
Abb. 3.13: Fa. Weinmann, Hamburg

Abkürzungsverzeichnis

A

A.	Arterie
Abb.	Abbildung
A/C	assist/control ventilation
AD	Außendurchmesser
AF	Atemfrequenz
AIDS	aquired immuno deficiency syndrome
ALA	artificial lung assist
allg.	allgemeine/r/s/n
ALV	adaptive lung ventilation
AMV	Atemminutenvolumen
AMV	assisted mechanical bzw. assist mode ventilation
AMV	augmented minute volume
ant.	anterior
Appl.	Applikation (Dosierung)
APRV	airway pressure release ventilation
ARI	akute respiratorische Insuffizienz
AS	Aminosäure
ASB	assisted spontaneous breathing
ASS	Azetysalizylsäure
ASV	adaptive support ventilation
ATC	automatic tube compensation
Ätiol.	Ätiologie
AZ	Allgemeinzustand

B

BB	Blutbild
bds.	beidseits, beidseitig
BE	base excess
bes.	besonders
BGA	Blutgasanalyse
BIPAP	biphasic positive airway pressure
BZ	Blutzucker
bzw.	beziehungsweise

C

C	Compliance
C_{dyn}	dynamische Compliance
C_{stat}	statische Compliance
Ca	Karzinom
Ca^{2+}	Kalzium
cal	Kalorie
(C)CT	(kraniales) Computertomogramm
CFV	constant flow ventilation
chron.	chronisch
CMV	continuous/controlled mechanical/mandatory ventilation
CO_2	Kohlendioxid
COPD	chronic obstructive pulmonary disease
CPAP	continuous positive airway pressure
CPPB	continuous positive pressure breathing
CPPV	continuous positive pressure ventilation

D

d	Tag
d.h.	das heißt
DD	Differentialdiagnose
Diff.-BB	Differentialblutbild
DLV	differential lung ventilation

E

ECLA	extracorporal lung assist
ECMO	extracorporeal membrane oxygenation
EKG	Elektrokardiogramm
ELA	extracorporeal lung assist
ERV	exspiratorisches Reservevolumen
Erw.	Erwachsener
evtl.	eventuell
ext.	externa
EZ	Ernährungszustand

F

FEV	forciertes Exspirations-volumen
FG	Frühgeburt (-geborenes)
F_iO_2	inspiratorische Sauerstoff-konzentration
FRC	funktionelle Residual-kapazität
FVC	forcierte Vitalkapazität

G

gel.	gelegentlich
ggf.	gegebenenfalls
GIT	Gastrointestinaltrakt

H

h	Stunde
Hb	Hämoglobin
HBO	hyperbare Oxygenation
HF	Herzfrequenz
HFJV	high frequency jet ventilation
HFO	high frequency oscillation
HFPPV	high frequency positive pressure ventilation
HFV	high frequency ventilation
HME	heat and moisture exchanger
HPV	hypoxisch pulmonale Vasokonstriktion
Hkt	Hämatokrit
HNO	Hals-Nasen-Ohren
HWZ	Halbwertszeit
HZV	Herzzeitvolumen

I

i.a.	intraarteriell
IC	inspiratorische Kapazität
ICP	intracranial pressure
i.d.R.	in der Regel
I.E.	Internationale Einheiten
I:E	Verhältnis Inspirationszeit zu Exspirationszeit
ID	Innendurchmesser
IFA	inspiratory flow assistance
ILV	independent lung ventilation
IPPV	intermittent positive pressure ventilation
IPS	inspiratory pressure support
IRV	inspiratorisches Reservevolumen
IRV	inverse-ratio ventilation

i.m.	intramuskulär
Ind.	Indikation
insbes.	insbesondere
int.	interna
ITPV	intratracheale pulmonale Ventilation
i.v.	intravenös
IVOX	intravenous oxygenation

J

J.	Jahr(e)

K

kg	Kilogramm
KG	Körpergewicht
KH	Kohlenhydrat(e)
KI	Kontraindikation
KO	Komplikation
Krea	Kreatinin

L

LJ.	Lebensjahr

M

M.	Muskulus, Morbus
MAP	mean airway pressure
max.	maximal
mbar	milibar
MedGV	Medizingeräteverordnung
mg	Milligramm
Min.	Minute(n)
ml	Milliliter
mm Hg	Millimeter Quecksilbersäule
MMV	mandatory minute ventilation
MMV	minimum minute volume
Mon.	Monat(e)

MPG	Medizinproduktegesetz
ms	Millisekunde(n)

N

NEEP	negative endexpiratory pressure
neg.	negativ
NG	Neugeborenes
NIV	noninvasive ventilation
NW	Nebenwirkung

O

O_2	Sauerstoff
o.B.	ohne pathologischen Befund
OP/op.	Operation/operativ

P

p	Druck
$p_{\overline{aw}}$	Atemwegsmitteldruck
p_{max}	Höchstdruck
p_{peak}	Spitzendruck
p_{plat}	Plateaudruck
pCO_2	Kohlendioxidpartialdruck
p_aCO_2	arterieller Kohlendioxidpartialdruck
p_ACO_2	alveolärer Kohlendioxidpartialdruck
$p_{a\text{-}et}CO_2$	arterio-endtidale Kohlendioxidpartialdruckdifferenz
p_ECO_2	exspiratorischer Kohlendioxidpartialdruck
$p_{\overline{E}}CO_2$	gemischtexspiratorischer Kohlendioxidpartialdruck
$p_{et}CO_2$	endtidaler Kohlendioxidpartialdruck
p_ICO_2	Kohlendioxidpartialdruck der Inspirationsluft

p_vCO_2 venöser Kohlendioxidpartialdruck

pO_2 Sauerstoffpartialdruck

p_aO_2 arterieller Sauerstoffpartialdruck

p_AO_2 alveolärer Sauerstoffpartialdruck

p_EO_2 Sauerstoffpartialdruck der Exspirationsluft

$p_{\bar{E}}O_2$ gemischtexspiratorischer Sauerstoffpartialdruck

p_IO_2 Sauerstoffpartialdruck der Inspirationsluft

p_vO_2 venöser Sauerstoffpartialdruck

$p_{\bar{v}}O_2$ gemischtvenöser Sauerstoffpartialdruck

Pat.   Patient

PAV   proportional assist ventilation

PCA   patient controlled analgesia

PC-CMV   pressure controlled CMV

PCV   pressure control ventilation

PDK   Periduralkatheter

PEEP   positive endexpiratory pressure

p_{eep} endexspiratorischer Druck

PHC   permissive Hyperkapnie

PLV   pressure limited ventilation

PLV   partial liquid ventilation

pos.   positiv

PRVC   pressure-regulated volume control

ps_aO_2 partielle arterielle Sauerstoffsättigung

PSV   pressure support ventilation

R

R   Resistance

R_I inspiratorische Resistance

rad.   radialis

rezid.   rezidivierend/e/r

RR   Blutdruck nach Riva-Rocci

RV   Residualvolumen

S

s_aO_2 arterielle Sauerstoffsättigung

SBC   Standardbikarbonat

s.c.   subcutan

Sek.   Sekunde(n)

SIMV   synchronized intermittent mandatory ventilation

sog.   sogenannte/s/r

sup.   superior

Syn.   Synonym

T

t   tempus (Zeit)

Tab.   Tabelle

tägl.   täglich

TGI   tracheale Gasinsufflation

Ther.   Therapie

Thrombos   Thrombozyten

TIVA   total intravenous anaesthesia

TLC   totale Lungenkapazität

TPE   totale parenterale Ernährung

TPN   total parenteral nutrition

TV   Tidalvolumen

U

u.a.   unter anderem

u.U.   unter Umständen

V

V	Volumen
V.	Vena
V̇	Flow (Volumen/Zeit)
V.a.	Verdacht auf
v.a.	vor allem
VAPS	volume-assured pressure support
VC	Vitalkapazität
VC-CMV	volume controlled CMV
VS	volume support

W

Wo.	Woche(n)
WW	Wechselwirkung

Z

z.B.	zum Beispiel
ZEEP	zero endexpiratory pressure
Z.n.	Zustand nach
ZVD	Zentraler Venendruck
ZVK	Zentraler Venenkatheter

1

Grundlagen

U. v. Hintzenstern
H. Mang
A. Obermayer

1

Viele Begriffe und Definitionen, die im Zusammenhang mit dem Thema „Beatmung" im klinischen Alltag oder z.T. in der medizinischen Fachliteratur verwendet werden, sind nach dem Verständnis der technischen Wissenschaften ungenau oder streng genommen sogar falsch (meist aufgrund der Unkenntnis exakter technischer Begriffe und Zusammenhänge, so z.B. die Anwendung des Hagen-Poiseuille-Gesetz für turbulente Strömungen in den Atemwegen). Da die exakte technische Terminologie jedoch für den klinischen Anwender oft mehr Verwirrung als Nutzen stiftet, wurden in diesem Rahmen aus Gründen der Anwenderpraktikabilität meistens die bekannten „klinischen" Begriffe verwendet.

Die offizielle SI-Einheit für den Druck ist Pascal (Pa). Diese hat sich aber bisher im klinischen Bereich nicht durchsetzen können. Meistens werden noch die Druckeinheiten mbar, cm H_2O und mmHg (Torr) verwendet.

$100 \text{ Pa} = 1 \text{ hPa} = 1 \text{ mbar} \approx 1 \text{ cm } H_2O \approx 7{,}5 \text{ mmHg} \approx 7{,}5 \text{ Torr}$
$1 \text{ mmHg} = 1 \text{ Torr} \approx 1{,}33 \text{ hPa} \approx 1{,}33 \text{ mbar} \approx 1{,}33 \text{ cm } H_2O$

1.1   Anatomie

Das Respirationssystem umfaßt neben dem luftleitenden und gasaus-
tauschenden Respirationstrakt sämtliche Strukturen, die an der Atmung beteiligt sind.

1

- Medulla oblongata, Rückenmark, Motoneurone, Atemmuskula-
  tur, N. phrenicus, Zwerchfell
- Obere Atemwege: Nasenhöhle (Erwärmung und Anfeuchtung der
  Atemluft, Fremdkörperfilter und -transport in den Rachen),
  Pharynx, Larynx (Verschluß des Tracheobronchialbaums durch
  Glottis und Epiglottis)
- Untere Atemwege: Tracheobronchialbaum (mukoziliare Clearan-
  ce), Lungenparenchym (Surfactant, Gasaustausch)
- Pulmonale Zirkulation, alveokapilläre Membranen, Lymph-
  strombahnen.

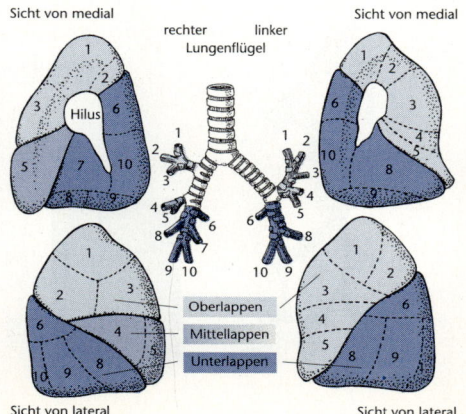

Abb. 1.1: Lungensegmente

1

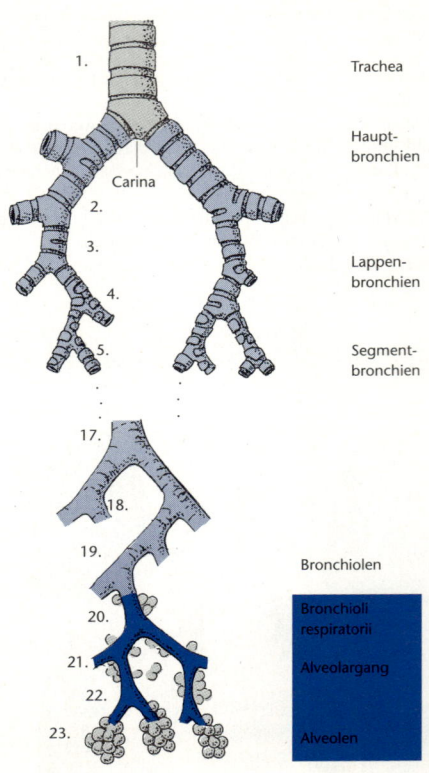

1.   Trachea

     Haupt-
     bronchien

Carina

2.   Lappen-
     bronchien

3.

4.   Segment-
     bronchien

5.

17.

18.   Bronchiolen

19.

20.   Bronchioli
     respiratorii

21.   Alveolargang

22.

23.   Alveolen

Abb. 1.2: Aufteilung des Tracheobronchialbaums

1.2   Physiologie

Die menschliche Zelle benötigt zur Deckung ihres Energiebedarfs eine ständige Zufuhr von Nährstoffen und Sauerstoff zur ATP-Gewinnung. Bei der Umwandlung werden Kohlendioxid und Wasser frei. Für Glukose sieht die Verstoffwechslung folgendermaßen aus:

$$C_6H_{12}O_6 + 6\ O_2 \rightarrow 6\ CO_2 + 6\ H_2O + 18\ ATP$$

Voraussetzung für eine adäquate ATP-Produktion sind daher eine ausreichende Sauerstoffzufuhr und eine funktionierende Atmung.

Der pulmonale Gasaustausch wird von den 3 Faktoren *Ventilation, Diffusion und Perfusion* bestimmt.

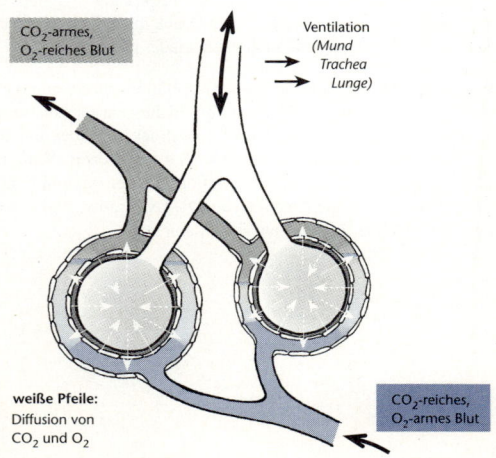

CO$_2$-armes,
O$_2$-reiches Blut

Ventilation
*(Mund
Trachea
Lunge)*

weiße Pfeile:
Diffusion von
CO$_2$ und O$_2$

CO$_2$-reiches,
O$_2$-armes Blut

Abb. 1.3: Gasaustausch in der Lunge

1

1.2.1 Ventilation

Atemmechanik

Inspiration: Am Beginn der Inspiration ist der Druck in der Lunge gleich dem Druck in der Umgebungsluft, d.h. null, da alle Drücke immer auf den Umgebungsdruck (Atmosphärendruck) bezogen werden. Durch Kontraktion der Inspirationsmuskulatur (v.a. Zwerchfell, äußere Zwischenrippenmuskeln) kommt es zu einer Volumenzunahme des Thoraxraums, die über den mit einer serösen Flüssigkeit gefüllten Pleuraspalt vom Rippenfell (parietale Pleura) auf das Lungenfell (viszerale Pleura) und damit auf die Lunge übertragen wird. Durch die Expansion der Lunge sinkt der intrapulmonale Druck (= Alveolardruck) unter den Wert des Atmosphärendrucks und führt so zu einem Lufteinstrom in die Lunge. Gleichzeitig nimmt der subatmosphärische Druck im Pleuraspalt (= intrapleuraler Druck), der durch die Retraktionskraft der Lunge bedingt ist, weiter ab, wird also negativer. Am Ende der Inspiration stagniert die Kontraktion der Atemmuskulatur. Der Druck in der Lunge und der Druck in der Umgebungsluft sind dann wieder identisch.

Exspiration: Läßt die Kontraktion der Inspirationsmuskulatur nach, retrahieren sich Lunge und Thorax aufgrund ihrer elastischen Eigenschaften und führen so zu einem Alveolardruck, der über dem der Umgebung liegt. Die Luft strömt aus der Lunge, deren Volumen damit abnimmt. Am Ende der Exspiration fällt der intrapulmonale Druck wieder auf Atmosphärenniveau. Die Exspiration findet weitgehend passiv ohne Einsatz von Muskulatur statt.

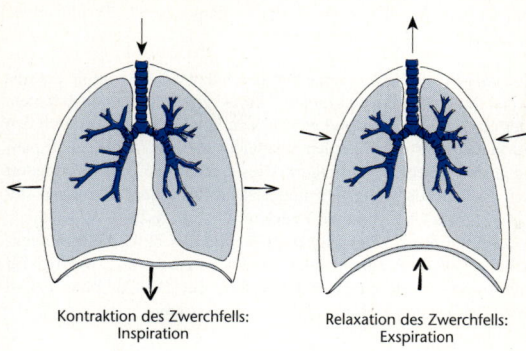

Kontraktion des Zwerchfells:
Inspiration

Relaxation des Zwerchfells:
Exspiration

Abb. 1.4: Das Zwerchfell als Atemmuskel

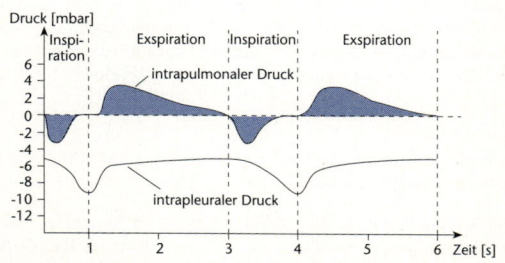

Abb. 1.5: Spontanatmung: intrapulmonaler und intrapleuraler Druck

Elastische und visköse Widerstände

Bei der Atmung sind sowohl elastische als auch visköse Widerstände zu überwinden.

1

Die *elastischen Widerstände* beruhen hauptsächlich auf den elastischen Bauelementen von Lunge, Thorax, Zwerchfell und Abdomen. Der elastische Widerstand wird wesentlich herabgesetzt durch den Surfactant, der die Alveolen auskleidet und die Oberflächenspannung der Alveolen vermindert. Dieser Flüssigkeitsfilm verhindert den Kollaps der Alveolen und erlaubt Volumenänderungen der Lunge mit relativ geringen Drücken. Die elastischen Widerstände bestimmen die Nachgiebigkeit *(Compliance)* bzw. die Volumendehnbarkeit des Atemapparates. Sie sind letztlich verantwortlich für den Aufbau der intrapleural negativen Drücke. Die Compliance wird in der Dimension Volumen pro Druck gemessen:

$$C = \Delta V / \Delta p \ [l/mbar]$$

Der Normalwert beträgt beim Erwachsenen 0,1 l/mbar, d.h. nach der Inspiration von 1 l Luft erhöht sich der intrapulmonale Druck um 10 mbar.

Die *viskösen Widerstände* sind im wesentlichen Strömungswiderstände, die durch ein Druckgefälle zwischen Atmosphäre und Alveolen überwunden werden. Der Atemwegswiderstand *(Resistance)* beschreibt das Verhältnis zwischen der Druckdifferenz Δp [mbar] und der dadurch induzierten Atemstromstärke $\dot{V}$ (Flow = V/t [l/s]):

$$R = \Delta p / \dot{V} \ [mbar/(l/s)]$$

Der körperplethysmographisch bestimmte Normalwert für die Resistance beträgt 1–2 mbar/(l/s).

Bei laminarer (gleichmäßiger) Strömung ist der Strömungswiderstand umgekehrt proportional der vierten Potenz des Radius der durchströmten Röhre (Hagen-Poiseuille-Gesetz). D.h., der Widerstand verdoppelt sich, wenn der Radius um 16% abnimmt, oder auf das 16fache, wenn der Radius halbiert wird. Damit ist die Weite der Atemwege (Tubusinnendurchmesser!) der wichtigste, die Strömungswiderstände bestimmende Parameter. Ein Anstieg der Resistance findet sich u.a. bei der Konstriktion der glatten Bronchialmuskulatur, Bronchitis, Lungenödem sowie bei einer Verengung der Lumina durch Schleim, Ödemflüssigkeit und Fremdkörper.

Atemarbeit

Das Atemzugvolumen kann nur bewegt werden, wenn die Atemmuskulatur Arbeit zur Überwindung der elastischen und viskösen Widerstände leistet. Bei normaler Ruheatmung werden ca. drei Viertel der inspiratorischen Atemarbeit gegen die elastischen Widerstände und nur ca. ein Viertel gegen die Strömungswiderstände aufgewendet. Die Ausatmung ist in Ruhe ein passiver Vorgang, da die Arbeit zur Überwindung des exspiratorischen Strömungswiderstandes von den in der Inspiration gedehnten elastischen Elementen verrichtet wird. Bei normaler Ruheatmung benötigt die Atemmuskulatur ca. 5 ml Sauerstoff pro Min., d.h., ca. 2% des gesamten Sauerstoffverbrauchs. Bei vertiefter und beschleunigter Atmung kann die Atemarbeit auf ein Vielfaches des Ruhewertes ansteigen und bis zu 20% des Ruhegesamtumsatzes betragen. Bei schweren obstruktiven Veränderungen der Atemwege (Lungenödem, Pickwick-Syndrom, Emphysem) kann so die erforderliche Atemarbeit zum limitierenden Faktor für die körperliche Leistungsfähigkeit werden.

Lungenvolumina und -kapazitäten

Der Gasgehalt der Lunge besteht aus einem mobilisierbaren, d.h. durch direkte Messung der Atemzüge meßbaren Anteil und einer kleineren Gasmenge *(Residualvolumen)*, die am Ende einer maximalen Exspiration in der Lunge verbleibt. Die physiologischen Werte der Lungenvolumina- und kapazitäten sind abhängig von Alter, Geschlecht, Körpergröße und Körpergewicht.

Statische Lungenvolumina

Messung bei langsamer und maximaler Inspiration nach maximaler Exspiration.
- *Tidalvolumen (TV):* das pro Atemzug eingeatmete Luftvolumen. Alternative Begriffe: bei Spontanatmung *Atemzugvolumen,* bei maschineller Beatmung *Atemhubvolumen*
- *Inspiratorisches Reservevolumen (IRV):* Luftmenge, die am Ende einer normalen Inspiration noch zusätzlich eingeatmet werden kann
- *Exspiratorisches Reservevolumen (ERV):* Luftmenge, die nach *normaler* Exspiration noch ausgeatmet werden kann
- *Residualvolumen (RV):* Luftmenge, die nach *maximaler* Exspiration in der Lunge verbleibt

Lungenkapazitäten

Kapazitäten sind Summen einzelner Lungenvolumina.

- *Inspiratorische Kapazität (IC):* IRV + TV
- *Vitalkapazität (VC):* IRV + TV + ERV
- *Totale Lungenkapazität (TLC):* IRV + TV + ERV + RV
- *Funktionelle Residualkapazität (FRC):* ERV + RV. Luftmenge, die nach einer *normalen* Exspiration in der Lunge verbleibt. Bestimmung durch Körperplethysmographie oder Gasverdünnung. Eine normale FRC verhindert den totalen exspiratorischen Alveolarkollaps und gewährleistet eine Art Pufferfunktion für den Gasaustausch, da sie ca. sechsmal so groß ist wie das TV → relativ gleichmäßiger Gasaustausch während In- und Exspiration. Die FRC nimmt bei liegendem Pat. sowie unter Narkose ab.

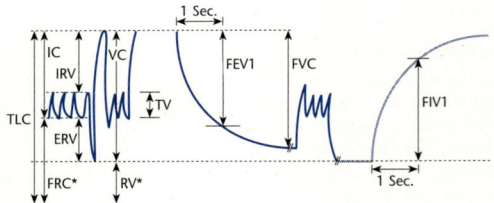

IRV	=	inspiratorisches Reservevolumen
RV*	=	Residualvolumen
TLC	=	totale Lungenkapazität
VC	=	(inspiratorische) Vitalkapazität
TV	=	Tidalvolumen
ERV	=	exspiratorisches Reservevolumen
FEV1	=	exspiratorische Sekundenkapazität
FIV1	=	inspiratorische Sekundenkapazität
FRC*	=	funktionelle Residualkapazität
FVC	=	forcierte Vitalkapazität
IC	=	inspiratorische Kpazität

* spirometrisch nicht bestimmbar

Abb. 1.6: Spirometrie

Tab. 1.1: Normwerte der Lungenvolumina und -kapazitäten für einen 75 kg schweren, 25jährigen Mann mit 180 cm Körpergröße

Lungenvolumen bzw.- kapazität	Wert in ml
Tidalvolumen (TV)	400
Inspiratorisches Reservevolumen (IRV)	3200
Exspiratorisches Reservevolumen (ERV)	1200
Residualvolumen (RV)	1500
Inspiratorische Kapazität (IC)	3600
Vitalkapazität (VC)	4800
Funktionelle Residualkapazität (FRC)	2700
Totale Lungenkapazität (TLC)	6300

1

Dynamische Lungenvolumina

Messung bei forcierter, d.h. schneller und maximaler Exspiration nach maximaler Inspiration.

- *Forcierte Vitalkapazität (FVC) [l]:* < 30% schwere, 30–60% mittelgradige, 60–80% leichte Restriktion (die Prozentangaben stellen das Verhältnis von Ist- zu Sollwerten dar)
- *FEV1 [l]:* das bei der FVC in der ersten Sekunde ausgeatmete Volumen („Einsekundenkapazität")
- FEV1/FVC, *Tiffeneau-Wert [%]:* < 35% schwere, 35–50% mittelgradige, 50–70% leichte Obstruktion.

Ventilation

Die *Gesamtventilation* (Atemminutenvolumen, AMV) ergibt sich aus dem Produkt von Tidalvolumen TV [l] und Atemfrequenz f [1/Min.]:

$$AMV = TV \times f \ [l/Min.]$$

Normalwerte

$$TV = 0.4 \ l, \ f = 12–20/Min.$$

Totraumventilation: Der Anteil des Tidalvolumens, der sich im System der zuführenden Atemwege von der Mund- bzw. Nasenöffnung bis zu den Bronchiolen befindet, gelangt nicht in die Alveolen und kann daher nicht am Gasaustausch teilnehmen *(anatomischer Totraum, ca. 150 ml).* Dieser anatomische Totraum zuzüglich dem Ventilationsvolumen nicht durchbluteter Alveolen *(alveolärer*

Totraum) aufgrund pathologischer Zustände wird als *physiologischer* oder *funktioneller Totraum* bezeichnet.

1

Die *alveoläre Ventilation* errechnet sich aus der Differenz zwischen Tidalvolumen und funktionellem Totraum. Sie stellt den Teil der Gesamtventilation dar, der in den Alveolen am Gasaustausch teilnimmt.

> Das AMV ist für sich allein kein hinreichender Parameter zur Beurteilung einer adäquaten Ventilation. Entscheidende Größe für die Suffizienz der Atmung ist die alveoläre Ventilation:
>
> - Verringerung des Tidalvolumens und Steigerung der Atemfrequenz bei konstantem AMV → Zunahme der Totraumventilation und konsekutive Abnahme der alveolären Ventilation
> - Steigerung des TV und Verringerung der Atemfrequenz bei konstantem AMV → Zunahme der alveolären Ventilation durch Abnahme der Totraumventilation.

1.2.2   Diffusion

Jedes Gas in einem Gasgemisch übt einen bestimmten Partialdruck aus, d.h. einen Teildruck, der seinem fraktionellen Anteil im Gasgemisch entspricht. Die beiden Hauptanteile der Inspirationsluft sind Sauerstoff (ca. 20,9%) und Stickstoff (ca. 79%). Kohlendioxid ist zu nur 0,03% enthalten. Für die mit Wasserdampf aufgesättigte Inspirationsluft beträgt der Sauerstoffpartialdruck (p_IO_2) ca. 150 mmHg. In der Alveole sinkt der Sauerstoff-Partialdruck (p_AO_2) durch Mischung mit Residualluft auf 100 mmHg ab. Der arterielle Sauerstoffpartialdruck (p_aO_2) wird durch Shuntphänomene, also eine Zumischung von sauerstoffarmem Blut, auf ca. 90 mmHg reduziert. Zum einen wirkt ein anatomischer Shuntmechanismus, da ca. 2% des HZV, nämlich Blut aus dem Bronchial- und Koronarkreislauf, nicht am Gasaustausch teilnehmen. Zum anderen stammt das sauerstoffarme Blut aus Lungenarealen, deren Alveolen perfundiert, aber nicht bzw. unzureichend ventiliert werden (niedriger Ventilations-Perfusions-Quotient). Nach Abgabe von Sauerstoff an das Gewebe beträgt der Sauerstoff-Partialdruck im gemischtvenösen Blut (p_vO_2) nur noch 40 mmHg.

Tab. 1.2: Partialdrücke [mmHg] in verschiedenen Phasen des Gasaustauschs

Gas	Inspirationsluft	Alveolarluft	arterielles Blut	venöses Blut	Exspirationsluft
Sauerstoff	$p_IO_2 : 150$	$p_AO_2 : 100$	$p_aO_2 : 90$	$p_{\bar{v}}O_2 : 40$	$p_EO_2 : 115$
Kohlendioxid	$p_ICO_2 : 0$	$p_ACO_2 : 40$	$p_aCO_2 : 40$	$p_{\bar{v}}CO_2 : 46$	$p_ECO_2 : 30$

1

Die Sauerstoffdiffusion an der alveolokapillären Membran wird primär von der Differenz der Partialdrücke (ca. 60 mmHg) in der Alveolarluft und im gemischtvenösen Blut der Lungenarterien bestimmt. Zusätzliche Faktoren sind die Membrandicke (Behinderung der Diffusion durch krankheitsbedingte Zunahme oder Ödeme) und die Größe der Diffusionsfläche (Abnahme der belüfteten und durchbluteten Alveolen durch Lungenemphysem und -embolie).

Da sich Kohlendioxid in Flüssigkeiten ca. 25 mal besser löst als Sauerstoff, läuft die Diffusion des Kohlendioxid bei einer Partialdruckdifferenz von 6 mmHg ca. 2,5 mal schneller ab als die des Sauerstoffs bei einer Partialdruckdifferenz von 60 mmHg.

1.2.3 Perfusion

Der Sauerstofftransport im arterialisierten Blut erfolgt zu 98,5% durch chemische Bindung an Hämoglobin. Nur 1,5% sind physikalisch gelöst.
Kohlendioxid wird zu ca. 90% chemisch im Blut gebunden, der Rest liegt in physikalischer Lösung vor.
Durch die chemischen Bindungen werden die Transportkapazitäten des Blutes jeweils erheblich erhöht.

Hypoxische pulmonale Vasokonstriktion (HPV)

Synonyme: Euler-Liljestrand-Reflex, alveolokapillarer Reflex.
In minderbelüfteten Lungenarealen kommt es reflektorisch zur Vasokonstriktion und damit zur Umleitung der Perfusion auf besser belüftete Regionen → Reduktion des Rechts-links-Shunts. Hemmung der HPV z.B. durch Vaso- und Bronchodilatatoren, Hyperventilation und volatile Anästhetika.

1

Sauerstoffbindungskapazität

Die max. Sauerstoffmenge, die 1 g Hämoglobin binden kann, beträgt 1,34 ml Sauerstoff. Eingeschränkt werden kann die Sauerstoffbindung z.B. durch Azidose, Hyperkapnie und Fieber (Rechtsverschiebung der Sauerstoffbindungskurve → erleichterte Sauerstoffabgabe an das Gewebe, s.u.). Zu einer Verstärkung der Sauerstoffbindung kommt es z.B. durch Alkalose, Hypokapnie und Hypothermie (Linksverschiebung der Sauerstoffbindungskurve → reduzierte Sauerstoffabgabe, s.u.).

Sauerstoffbindungskurve

Die Sauerstoffsättigung (s_aO_2) des arteriellen Blutes gibt an, zu wieviel Prozent das Hämoglobin mit Sauerstoff gesättigt ist. Bei einem p_aO_2 von 100 mmHg beträgt die Sauerstoffsättigung 97%. Eine Sauerstoffsättigung von 100% ist bei Ruheatmung unter Raumluftbedingungen wegen der Existenz von COHb und MetHb sowie anatomischer Shuntphänomene nicht möglich.

Die Beziehung zwischen dem p_aO_2 und der Sauerstoffsättigung wird durch die Sauerstoffbindungskurve wiedergegeben, die einen S-förmigen Verlauf mit folgenden Charakteristika zeigt:
- Niedrige p_aO_2-Werte: sehr steiler Kurvenverlauf, d.h. bereits eine geringe Zunahme des p_aO_2 ist mit einem starken Anstieg der Sauerstoffsättigung verbunden und umgekehrt. Ein p_aO_2-Abfall in diesem Bereich ist immer mit einer relativ großen Sauerstoffabgabe an das Gewebe verbunden
- Hohe p_aO_2-Werte: flacher Kurvenverlauf, d.h. die Sauerstoffsättigung wird von Veränderungen des p_aO_2 nur relativ gering beeinflußt, d.h. der Sauerstoffgehalt des Blutes wird bei p_aO_2-Schwankungen in diesem Kurvenbereich nur wenig betroffen.

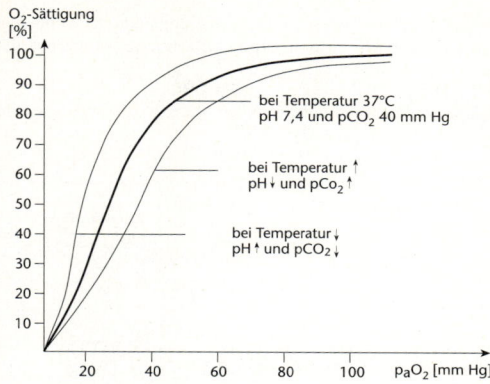

Abb. 1.7: Sauerstoffbindungskurve

Das Sauerstoffangebot an das Gewebe hängt ab von:
- der arteriellen Sauerstoffsättigung (s_aO_2)
- dem Hämoglobingehalt des Blutes
- der Gewebeperfusion (abhängig vom Herzzeitvolumen und dem Grad der Vasokonstriktion des jeweiligen Gefäßsystems).

1.2.4   Regulation der Atmung

Die vegetative Steuerung der Atmung läuft über Neurone in der Medulla oblongata. Die Kontrolle der Atmung erfolgt vornehmlich anhand der Parameter pO_2, pCO_2 und pH durch zentrale und periphere Chemorezeptoren in der extrazellulären Flüssigkeit der Medulla oblongata und des Liquors bzw. im arteriellen System.

1.3   Akute respiratorische Insuffizienz (ARI)

Einschränkung der arteriellen Oxygenierung und/oder Minderung der Kohlendioxidelimination, die eine Beatmung erforderlich machen.

Abhängig von der zugrundeliegenden Störung existieren verschiedene Mechanismen der Hypoxämie.

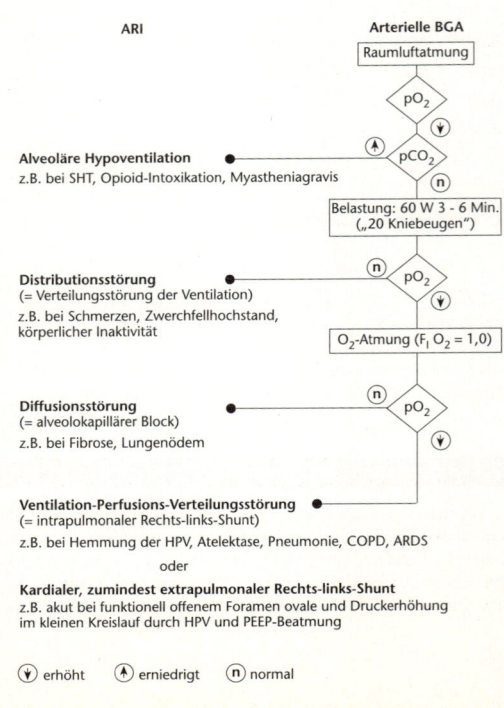

ARI   **Arterielle BGA**

Raumluftatmung

pO_2

Alveoläre Hypoventilation ● pCO_2
z.B. bei SHT, Opioid-Intoxikation, Myastheniagravis

Belastung: 60 W 3 - 6 Min.
(„20 Kniebeugen")

Distributionsstörung ● pO_2
(= Verteilungsstörung der Ventilation)
z.B. bei Schmerzen, Zwerchfellhochstand,
körperlicher Inaktivität

O_2-Atmung ($F_I O_2 = 1,0$)

Diffusionsstörung ● pO_2
(= alveolokapillärer Block)
z.B. bei Fibrose, Lungenödem

Ventilation-Perfusions-Verteilungsstörung ●
(= intrapulmonaler Rechts-links-Shunt)
z.B. bei Hemmung der HPV, Atelektase, Pneumonie, COPD, ARDS

oder

Kardialer, zumindest extrapulmonaler Rechts-links-Shunt
z.B. akut bei funktionell offenem Foramen ovale und Druckerhöhung
im kleinen Kreislauf durch HPV und PEEP-Beatmung

(↓) erhöht   (↑) erniedrigt   (n) normal

Abb. 1.8: Ursachen der akuten respiratorischen Insuffizienz

1.4   Beatmung

1.4.1   Prinzip der Beatmung

1

Beatmung (engl.: ventilation, respiration) bedeutet die Übernahme der Atemarbeit der Inspirationsmuskulatur durch eine Maschine (engl.: ventilator, respirator). Die Exspiration verläuft auch unter Beatmung passiv. Teilweise werden auch die Begriffe „künstliche Beatmung" (engl.: artificial respiration) oder „maschinelle Beatmung" (engl.: mechanical ventilation) verwendet, um die Beatmung stärker von der Atmung (engl.: breathing) oder „Spontanatmung" (engl.: spontaneous breathing) abzugrenzen (vgl. IPPV bzw. IPPB = intermittent positive pressure ventilation bzw. breathing). In der deutschsprachigen Terminologie wird dagegen der Ausdruck „Ventilation" als Überbegriff für die Beatmung, Spontanatmung und deren Mischformen verwendet.

Überdruckbeatmung

Mit Hilfe eines Beatmungsgeräts wird ein Überdruck in den Atemwegen erzeugt, d.h., der intrapulmonale Druck (Alveolardruck) steigt über den Wert des Atmosphärendrucks. Gleichzeitig steigt der intrapleurale Druck an. Der gegenüber der Umgebungsluft erhöhte Druck führt zu einem Lufteinstrom in der Lunge. Um den inspiratorischen Gasfluß bzw. die dazu erforderliche Druckdifferenz aufrechtzuerhalten, muß der Respiratordruck fortlaufend erhöht werden → der max. intrapulmonale Druck wird bei der maschinellen Beatmung – im Gegensatz zur Spontanatmung – immer erst am Ende der inspiratorischen Gasflußphase erreicht. Nach Beendigung der Inspirationsphase fällt der intrapulmonale Druck wieder auf sein Ausgangsniveau ab.

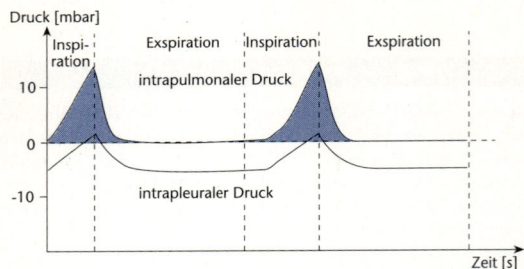

Abb. 1.9: Überdruckbeatmung: intrapulmonaler und intrapleuraler Druck

Unterdruckbeatmung

Bei der Unterdruckbeatmung liegt der Pat. in einem Tankrespirator („Eiserne Lunge"), nur der Kopf liegt außerhalb dieser Kammer. Bei dieser Beatmungsmethode wird die Spontanatmung imitiert, indem im Tank ein Unterdruck erzeugt wird, der zu einer Ausdehnung von Thorax und Lunge führt. Die daraus resultierende Differenz zwischen dem negativen intrapulmonalen Druck und dem Atmosphärendruck bewirkt einen Sog, so daß Umgebungsluft über Mund oder Nase in die Alveolen des Pat. strömt.

Die Unterdruckbeatmung war die klassische und lebensrettende Ventilationsform bei alveolärer Hypoventilation aus extrapulmonaler Ursache (Polio, Barbituratvergiftung), d.h. Übernahme der normalen Atemarbeit. Wegen des hohen Aufwands, der mit der Unterdruckbeatmung verbunden ist, hat die Methode jedoch keinen Eingang in die moderne Intensivmedizin dieser Erkrankungen gefunden. Der Einsatz von Tankrespiratoren zur Beatmung aus pulmonaler Indikation ist dadurch limitiert, daß sie eine hohe Atemarbeit, wie sie die Folge von erhöhter Resistance (intubierter Pat.!) und verminderter Compliance (Atelektase, Lungenödem, Pneumonie) ist, nur unzureichend leisten können.

1.4.2 Terminologie

„Wohlauf, lasset uns herniederfahren und ihre Sprache daselbst verwirren, daß keiner des andern Sprache verstehe!" (1. Buch Mose, 11. Kap., V. 7)

1

Die gesamte Beatmungsterminologie ist für die meisten Anwender immer schwerer zu verstehen, da sie bisher noch keine einheitliche Klassifikation für Beatmungsgeräte und Beatmungsformen aufweist. Stattdessen herrschen Widersprüche, inkonsequente Klassifikationsansätze und Probleme durch ungenaue Übersetzung englischer Begriffe vor. Viele Firmen ziehen es vor, angeblich neue Beatmungsformen unter dem Gesichtspunkt des Marketings zu benennen und haben keinerlei Interesse an einer einheitlichen, transparenten Terminologie, die dem Anwender einen Vergleich der verschiedenen Beatmungsformen bzw. -geräte anhand weniger, definierter Begriffe erlaubt. Ein weiteres Problem besteht darin, daß die Bildung eines „soliden" und umfassenden Konzepts für die Beatmungsterminologie bisher aufgrund der rasanten technischen Entwicklung der Mikroprozessor-gesteuerten Beatmungsgeräte nicht möglich war.

Das von Robert L. Chatburn entwickelte Klassifikationssystem, das 1992 auf der Consensus Conference der American Association for Respiratory Care (AARC) vorgestellt wurde, weist einige interessante Ansätze auf, hat aber im deutschsprachigen Raum bisher kaum Eingang in die Fachliteratur bzw. noch überhaupt keine Verwendung im Sprachschatz der Anwender und Gerätehersteller gefunden. Deshalb wird in diesem Rahmen kein einheitliches Terminologiekonzept vorgestellt, sondern es werden nur eine wenige, für das Verständnis der Ventilationsformen erforderliche Ausdrücke z.T. in Anlehnung an die AARC-Klassifikation (Termini in Klammern) definiert.

Ventilationszyklus

Zeitraum vom Beginn der Inspiration bis zum Ende der Exspiration. Ein Ventilationszyklus läßt sich in folgende Phasen bzw. Zeitpunkte gliedern:

- Inspiration
- Umschaltung von Inspiration auf Exspiration
- Exspiration
- Umschaltung von Exspiration auf Inspiration.

Bei manchen Ventilationsformen findet nicht während der gesamten Inspiration oder Exspiration ein Gasfluß statt, so daß dann ggf. die Inspiration oder Exspiration nochmals in eine Gasfluß- und eine Pausenphase (z.B. inspiratorische Pause) unterteilt werden können.

- Die *Atem- oder Beatmungsfrequenz* ist die Anzahl der Atemzüge oder -hübe pro Minute.
- Das *Atemzeit- oder I:E-Verhältnis* ist der Quotient aus Inspirations- und Exspirationsdauer.
  Beispiel: Atemzyklus: 5 Sek., Inspirationsdauer: 2,5 Sek., Exspirationsdauer: 2,5 Sek. → Atemfrequenz = 12/Min., I:E-Verhältnis = 1 : 1.

Durch Druck, Volumen, Flow oder Zeit werden Beginn, Verlauf und Ende der einzelnen Ventilationsphasen festgelegt.

Jeder einzelne Ventilationszyklus kann klassifiziert werden anhand der folgenden Parameter:
- Umschaltkriterium für die Auslösung der Inspiration
- Inspiratorischer Kontrollparameter
- Begrenzungsparameter
- Umschaltkriterium von Inspiration auf Exspiration
- Exspiratorischer Kontrollparameter
- Parameter für den Wechsel von einer Ventilationsform auf eine andere.

Umschaltkriterium für die Auslösung der Inspiration („trigger variable")

Wird der Beginn der Inspiration durch Messung eines bestimmten Druck-, Flow- oder Volumen-Meßsignals ausgelöst, so handelt es sich immer um eine Pat.-induzierte Inspiration. Bei einer Maschinen-induzierten Auslösung legt der Parameter Zeit das Ende der Exspiration und damit den Beginn der Inspiration fest

Inspiratorischer Kontrollparameter („control variable")

Bei jeder Beatmungsform wird am Beatmungsgerät eine inspiratorische Zielgröße (Druck, Volumen oder Flow) und ihr zeitlicher Verlauf festgelegt. Dieser Kontrollparameter wird nicht von Veränderungen der Compliance und der Resistance des Pat. beeinflußt:

1

- *Kontrollparameter Druck* (u.U. zusätzlich zeitlicher Verlauf des Drucks): Flow und Volumen sind abhängig von der Compliance und Resistance des Pat. sowie der inspiratorischen Flowzeit
- *Kontrollparameter Volumen* (sowie zeitlicher Verlauf des Flows): Druck ist abhängig von der Compliance und Resistance des Pat.
- *Kontrollparameter Flow*:
  - Flow und Zeit: Das Volumen ist durch den vorgegebenen Flow festgelegt, der Druck ist abhängig von der Compliance und Resistance des Pat.
  - Flow und Druck: Das Volumen ist abhängig von der Compliance und Resistance des Pat.

Begrenzungsparameter: („limit variable")

Für Druck, Volumen und Flow können aus Sicherheitsgründen Maximalwerte festgelegt werden, die nicht überschritten werden können. Je nach Gerät haben sie entweder keinen Einfluß auf die Beendigung der Inspirationsphase oder ihr Erreichen führt zu einer automatischen Sicherheitsumschaltung auf die Exspiration

Umschaltkriterium von Inspiration auf Exspiration („cycle variable")

Jede Inspiration wird dadurch beendet, daß eine der vier möglichen Zyklusvariablen Druck, Flow, Volumen oder Zeit einen definierten Wert erreicht und dadurch die Exspiration auslöst. Die meisten Beatmungsgeräte arbeiten „zeitgesteuert": Umschaltung auf Exspiration erfolgt nach Ablauf der Inspirationszeit, die z.B. durch die Vorgabe der Atemfrequenz und des I:E-Verhältnisses festgelegt wird

Exspiratorischer Kontrollparameter („baseline variable")

Als exspiratorische Zielgröße kann der endexspiratorische Druck (☞ 1.4.4) alleine (Flow = 0) oder in Kombination mit dem Flow (exspiratorischer Konstantflow zur Erleichterung der nachfolgenden Spontanatmung) festgelegt werden.

Parameter für den Wechsel von einer Ventilationsform auf eine andere („conditional variable")

Ist eine Ventilationsform aus mehreren Ventilationsformen zusammengesetzt (z.B. SIMV aus Beatmung und Spontanatmung), muß

die Steuerung des Ventilators anhand des Erreichens eines festge-
legten Wertes eines Parameters (Druck, Flow, Volumen oder Zeit)
entscheidet, wann sie welche Ventilationsform anwendet. Beispiel:
Festlegung anhand definierter Parameter im SIMV-Modus, ob der
Pat. einen Atemhub durch das Gerät erhält oder ob er spontan atmen
kann.

Ventilationstyp („breath type")

Je nachdem, ob die Parameter der Inspiration durch die Beatmungs-
maschine oder durch den Pat. gesteuert werden, lassen sich anhand
der vier möglichen Kombinationen jeweils Ventilationstypen definieren (☞ Tab. 1.3). Ein vereinfachtes Konzept betrachtet nur das
Umschaltkriterium für die Auslösung der Inspiration und das Umschaltkriterium von Inspiration auf Exspiration und sieht deshalb nur
zwei Typen vor, nämlich den mandatorischen (mandatorisch =
„zwangsweise"; Umschaltung maschinengesteuert) und den spon-
tanen (Umschaltung patientengesteuert) Ventilationstyp.

Tab. 1.3: Definition von Ventilationstypen anhand der Steuerung der Parameter der Inspiration durch Maschine bzw. Patient

Ventilationstyp	Parameter: Steuerung		
	Umschaltung E → I	Zielgröße	Umschaltung I → E
mandatorisch	Maschine	Maschine	Maschine
assistiert	Patient	Maschine	Maschine
unterstützt	Patient	Maschine	Patient
spontan	Patient	Patient	Patient

Ventilationsform/-modus („ventilator mode")

Eine bestimmte Ventilationsform wird definiert anhand der Ventilationstypen und der spezifischen Besetzung der jeweiligen Parameter. Jeder Atemzyklus einer Beatmungsform läßt sich als *Beatmungsmuster,* d.h. als Zeitdiagramm von Druck, Flow und Volumen
darstellen.

1.4.3 Technik der Beatmungsgeräte

Auf der AARC-Consensus Conference wurde ein einfaches Schema vorgestellt, mit dem die Beatmungsgeräte aufgrund weniger technischer Merkmale klassifiziert werden können:

- Energieversorgung: Druckluft oder Elektrizität (Wechsel- oder Gleichstrom, Batterie)
- Antriebsmechanismus: externe oder interne Gaskompression; Kontrollventile pneumatisch oder elektromagnetisch
- Kontrollschema:
  - Steuerung: mechanisch, pneumatisch, hydraulisch, elektrisch, elektronisch
  - Kontrollparameter: Druck, Flow, Volumen
  - Umschaltkriterium für die Auslösung der Inspiration, Begrenzungsparameter, Umschaltkriterium von Inspiration auf Exspiration, endexspiratorischer Druck
  - Parameter für den Wechsel von einer Ventilationsform auf eine andere
- Kontrollparameter-Zeit-Diagramm: Kurvenverlauf (rechteckig, dezelerierend, akzelerierend, sinusförmig, exponentiell)
- Alarmsysteme.

1.4.4 PEEP

- Auto-PEEP, intrinsischer PEEP ☞ 1.6.3
- ZEEP (zero endexpiratory pressure): Der Atemwegsdruck und der Atmosphärendruck sind am Ende der Exspirationsphase identisch
- PEEP (positive endexpiratory pressure): Durch entsprechende Einstellung am Beatmungsgerät wird das endexspiratorische Druckniveau auf einen Wert > 0 angehoben → Vergrößerung der FRC sowie Recruitment endexspiratorisch verschlossener Alveolarbezirke → Verbesserung des Ventilations/Perfusionsverhältnisses → Abnahme der intrapulmonalen Shuntdurchblutung. Im klinischen Alltag wird der Begriff PEEP meist nur bei maschineller Beatmung verwendet. Bei Spontanatmungsverfahren spricht man z.B. von CPAP (continuous positive airway pressure)
- NEEP (negative endexpiratory pressure): Negativer endexspiratorischer Druck, in modernen Beatmungsgeräten wegen Atelektasengefahr nicht mehr realisiert („Wechseldruckbeatmung")

1

Air trapping: Während der Auto-PEEP (☞ 1.6.3) durch eine intrapulmonale, dynamische Druckkonstanz gekennzeichnet ist, baut sich beim air trapping ein von Atemhub zu Atemhub ansteigender Atemwegsdruck auf → Gefahr eines Barotraumas. Ursache: meist Atemwegswiderstände, z.B. durch Kondenswasser in den Atemschläuchen, abgeknickte Beatmungsschläuche oder verlegte Tuben → Verlängerung der erforderlichen exspiratorischen Flowzeit über die eingestellte Exspirationszeit → das Tidalvolumen kann nicht vollständig ausgeatmet werden → ständige Erhöhung des Spitzen- und Plateaudrucks bis zum Erreichen der oberen Druckgrenze bzw. des eingestellten Arbeitsdrucks des Beatmungsgerätes.

1.4.5 Trigger

Einrichtung an dem Beatmungsgerät, die aus Druck-, Volumen- und/oder Flowänderungen die spontane Inspiration des Patienten erkennt → ggf. bei Erreichen der eingestellten Triggerschwelle (s.u.) Umschaltung in die Inspirationsphase und Auslösung eines maschinellen Beatmungshubs.

- Inspiratorischer Sog: der vom Pat. aufgebrachte inspiratorische Flow
- Triggerschwelle: Druck-, Volumen- oder Flowwert, der zum Ansprechen des Triggers überschritten oder unterschritten werden muß
- Triggerlatenzzeit: Zeit, die vom Erreichen des Triggerschwellenwertes bis zum Einsetzen der maschinellen Inspiration vergeht
- Erwartungsfenster: Zeitraum, in dem die Triggerfunktion aktiv ist
- Relativer Drucktrigger: Der am Respirator eingestellte Triggerschwellenwert bezieht sich auf den ebenfalls eingestellten endexspiratorischen Atemwegsdruck (PEEP oder CPAP). Die Triggerschwelle wird daher als Unterdruck unter dem PEEP- oder CPAP-Wert eingestellt. Bei Änderung der PEEP/CPAP-Einstellung wird die Triggerschwelle automatisch parallel mitgeführt. Die Skala für die Einstellung des relativen Druck-Triggers weist nur Zahlenwerte oder mit einem „Minus" gekennzeichnete Zahlenwerte auf.
- Absoluter Drucktrigger: Der Triggerschwellendruckwert wird immer auf den Nulldruck bezogen (positive und negative Werte möglich). Da für den Patienten der von ihm aufzubringende Unterdruck unter das PEEP/CPAP-Niveau maßgebend ist, muß

der absolute Drucktrigger immer, also insbesondere auch bei Änderungen, an dieses Niveau angepaßt werden. Ein absoluter Drucktrigger kann durch positive und negative Einstellwerte am Respirator erkannt werden.

1

Fehleinstellungen beim absoluten Trigger

Wird beim absoluten Trigger die Anpassung an einen erhöhten endexspiratorischen Druck vergessen, so erhöht sich der Triggerschwellenwert genau um den Betrag der PEEP-Änderung. Das bedeutet, daß der Pat. eine größere Atemanstrengung erbringen muß, um den kontrollierten Beatmungshub auszulösen. Eine unterbliebene Angleichung des absoluten Triggers bei Erniedrigung des PEEP-Wertes führt zur Eigentriggerung des Gerätes. Neuere Geräte sind zur Vermeidung dieser Fehleinstellungen mit einem relativen Trigger ausgerüstet.

Cave: Ein *absoluter* Trigger bezieht sich auf den *Null-Druck.* Bei Veränderungen des endexspiratorischen Druckes, muß er immer angepaßt werden. Ein *relativer* Trigger bezieht sich immer auf den *endexspiratorischen Druck.* Bei Veränderungen paßt er sich automatisch an den neuen endexspiratorischen Druck an.

1.5   Narkosebeatmung

Besonderheiten der Narkosebeatmungsgeräte

Narkosebeatmungsgeräte unterscheiden sich aufgrund ihrer Aufgabenstellung von Intensivbeatmungsgeräten in einigen Punkten:

- Gasversorgung mit Farbkodierungen und gasspezifischen Geräteanschlüssen nach DIN 13252): Zusätzlich zu Sauerstoff (blau, farbneutral oder weiß nach ISO 32), Druckluft (gelb, oder schwarz-weiß nach ISO 32) und Vakuum (farblos durchsichtig, farbneutral oder gelb nach ISO 32) wird noch La chgas (grau, farbneutral oder blau nach ISO 32) benötigt. Die Verwendung von Xenon ist noch rein experimentell. Versorgung über einen zentralen Gasanschluß oder Flaschen
- Atemgasdosierung: Die Dosierung von Sauerstoff, Druckluft und Lachgas erfolgt häufig mittels Feinregulierventilen in Glasflußröhren (Rotameter)
- Applikation volatiler Anästhetika: Halothan, Enfluran, Isofluran, Desfluran und Sevofluran werden dem Pat. über anästhetikaspezifische Narkosemitteldosiereinrichtungen (Verdampfer, Verdunster, Vergaser) zugeführt. Aufgrund der unterschiedlichen Stoffeigenschaften wird für jedes volatile Anästhetikum eine eigene, entsprechend kalibrierte Dosiereinrichtung benötigt
- Narkosesystem:
  - System *ohne Rückatmung:* der Pat. erhält ausschließlich Frischgas. *Vorteil:* geringer apparativer Aufwand, vereinfachte Narkoseführung aufgrund der schnell möglichen Gaskonzentrationsänderungen. *Nachteil:* hoher Narkosegasverbrauch → Umweltbelastung, Schleimhautschädigung der Trachea und Bronchien aufgrund nichtklimatisierter Atemgase
  - System *mit teilweiser Rückatmung:* ein Teil des exspirierten Gasgemisches wird nach Kohlendioxidelimination dem Pat. wieder über die Inspiration zugeführt. *Vorteil:* geringerer Narkosemittelverbrauch → Minderung der Umweltbelastung, Klimatisierung der Atemgase. *Nachteil:* Gaskonzentrationsänderungen verlaufen bei Änderungen der Frischgaszusammensetzung langsamer; apparativer Aufwand (Dichtigkeit des Systems, Monitoring) erhöht.
    Low-flow-System: ca. 1 l/Min. Frischgaszufuhr.
    Minimal-flow-System: ca. 0,5 l/Min. Frischgaszufuhr
  - *System mit vollständiger Rückatmung:* Geschlossenes oder total geschlossenes System. Frischgaseinspeisung von Sauerstoff,

Lachgas und volatilen Anästhetika entspricht jederzeit dem aktuellen Bedarf bzw. Verbrauch des Pat. Nur Kohlendioxid verläßt das Narkosesystem.

1

1.6 Überwachung des Beatmungspatienten

Allgemeine Überwachung: wiederholte körperliche Untersuchung des Patienten mit oder ohne technische Hilfsmittel (Stethoskop, Thermometer, Röntgengerät).

Monitoring: Kontinuierliche Messung von Schlüsselgrößen vitaler Funktionen, Alarmierung bei signifikanter Parameteränderung sowie Trenddarstellung der Meßwerte zur Beurteilung von Therapie und Prognose.

> Beatmete Patienten müssen *kontinuierlich* überwacht werden! Die Überwachung des Pat. mit einfachen Methoden ohne Hilfsmittel führt oft weiter als die Fixierung auf Meßwerte von komplexen Monitoringgeräten (oft schwierige Interpretation, Artefakte, Kalibrierfehler).

1.6.1 Allgemeine Überwachung

Vitalfunktionen

Grundlage jeder intensivmedizinischen Überwachung ist die engmaschige Überprüfung, Dokumentation und Interpretation der Vitalfunktionen des Pat. Nach Möglichkeit immer zuerst den Pat. befragen. Beobachtungen des Pflegepersonals als Fremdanamnese nutzen!

Bewußtsein

Pat. ansprechen: „Wie geht es Ihnen", ggf. dabei Weckreiz ausüben: Pat. (vorsichtig!) an den Schultern schütteln, in eine Hautfalte in der Orbitagegend oder in die Achselfalte kneifen → Antwort oder motorische Reaktion?

Pat. wach und bezüglich Zeit, Ort und seiner Person orientiert oder verlangsamt, schläfrig, schwer erweckbar oder komatös? Hat der Pat. Medikamente erhalten, die sein Bewußtsein beeinflussen?

Puls

Normalwert für Erwachsene: 60–90/Min. Puls regelmäßig oder unregelmäßig? Frequenz und Rhythmus auch am EKG-Monitor visualisierbar. Pulsqualität aber nur mit dem tastenden Finger erfaßbar: schwach bis fadenförmig → RR ↓ oder HZV ↓ oder kräftig und pochend → RR ↑ oder HZV ↑.

Atemfrequenz

Normalwert für Erwachsene: ca. 18/Min. Mögliche Ursachen für *Tachypnoe* (AF > 30/Min.): Hypoxämie, Fieber, metabolische Azidose, Angst, Schmerzen. *Bradypnoe* (AF < 10/Min.) möglich bei Atemdepression (Sedativa, Analgetika), Hypothermie und Schädel-Hirn-Trauma.

> Auf dem Krankenblatt nicht nur die Atemfrequenz des Beatmungsgerätes bei beatmetem Pat., sondern auch die Atemfrequenz des spontan atmenden Pat. notieren!

Temperatur

- Fieber (oft Zeichen für eine Infektion) → Stoffwechsel ↑ und Sauerstoffverbrauch ↑
- Hypothermie (oft bei Pat. aus dem OP oder der Notfallambulanz) → Stoffwechsel ↓, Sauerstoffverbrauch ↓ und Kohlendioxidproduktion ↓. Kältezittern produziert Wärme, benötigt aber viel Energie. Periphere Vasokonstriktion minimiert Wärmeverluste, kann aber hämodynamisch ungünstig sein wegen des erhöhten systemischen vaskulären Widerstands.

Körperliche Untersuchung

Die körperliche Untersuchung ist ein essentieller Bestandteil der Überwachung des beatmeten Pat.:

- Herleitung der Indikation für spezielle Überwachungsmaßnahmen
- Einziges Mittel, um bei einem Alarm eines Monitors oder Beatmungsgeräts innerhalb von Sek. zwischen einem Fehlalarm und einer echten Bedrohung des Pat. zu unterscheiden.

Inspektion

Beobachtung des Pat. für ca. 30 Sek. → Informationen über Geschlecht, Alter, Größe, Gewicht, Körperhaltung bzw. Lagerung, Hautfarbe (Zyanose!), Thoraxform und Atemmuster (Atemarbeit!) sowie evtl. über Schmerzen oder Atemnot des Pat.

Thoraxform: Faßthorax (bei COPD), Kyphose, Skoliose, Kyphosko-
liose, Kielbrust, Trichterbrust, Z.n. medianer Sternotomie oder late-
raler Thorakotomie, Thoraxdrainagen, Verbände?

Atemmuster
- Normale Inspiration: Vorwölbung des Bauches, dann Seitwärts-
  bewegung der unteren Rippen und schließlich Hebung des Ster-
  nums (passive Ausatmung in umgekehrter Reihenfolge)
- *Pathologische Atemformen:*
  - Paradoxe Atmung (Einziehung des Bauches während der Inspi-
    ration bei Ausfall der Zwerchfellfunktion)
  - Respiratorischer Alternans (abwechselndes Überwiegen von
    Zwerchfell- und Thoraxatmung bzw. periodischer Wechsel von
    normaler und paradoxer Atmung)
  - Einsatz der in- bzw. exspiratorischen Hilfsmuskulatur (exzes-
    sive Atemarbeit!)
  - Asymmetrische Thoraxexkursionen
  - Schnelle, flache Atmung, ,,rapid shallow breathing index''
    (f/TV > 100): AF > 30/Min. und TV < 0,3 l
  - Extrem langsame und tiefe Atmung
  - Lippenbremse (Ausatmung durch die gespitzten Lippen)
  - Abweichung vom normalen Atemzeitverhältnis (Inspiration:
    Exspiration:Pause = 1 : 1 : 1)
  - Husten.

Palpation

Untersuchung durch beidseitiges Auflegen der Handflächen auf den
rechten und linken Hemithorax → Prüfung der Symmetrie der
Thoraxbewegung und des Stimmfremitus (nur bei nicht intubierten
Pat.). Charakteristisches Knistern unter den tastenden Fingern deutet
auf ein Hautemphysem hin.

Perkussion

Abklopfen des Thorax und Beurteilung der erzeugten Schallphäno-
mene. Normalbefund: sonorer Klopfschall über dem gesamten
Brustkorb. Eine Zunahme des Luftgehalts bewirkt einen hohlen
Klang (hypersonorer Klopfschall bei Emphysem und Pneumothorax), ein verminderter Luftgehalt bewirkt einen dumpfen Klang
(abgeschwächter Klopfschall bei Atelektase, Pneumonie und Pleuraerguß). Vergleichende Perkussion durch systematisches, gleich-
mäßiges Abklopfen des rechten und linken Hemithorax und Beurteilung der Symmetrie des Klopfschalls. Abgrenzende Perkussion

zur Beurteilung der Zwerchfellverschieblichkeit bei In- und Exspiration, sowie der Herz- und Leberkonturen.

1

> Die Eindringtiefe des Klopfschalls beträgt nur ca. 5 cm → bei besonders muskelkräftigen oder adipösen Menschen ist die Lunge mittels Perkussion kaum zu erreichen.

Auskultation

- Das normale Atemgeräusch ist leise und weich, die Inspiration geht ohne Pause in die Exspiration über, von der nur der Beginn zu hören ist *(Vesikulär- oder Bläschenatmen)*
- Bei Kindern ist das Vesikuläratmen verschärft *(pueriles Atmen),* bei älteren Menschen abgeschwächt
- Das Strömungsgeräusch über der Luftröhre ist lauter und rauher als das normale Atemgeräusch *(tracheales Atmen)*
- Das tracheale Atemgeräusch kann bei einer verbesserten Schallleitung durch Flüssigkeit (Lungenödem) oder Entzündung (Pneumonie) auch über der Lungenperipherie auftreten *(Bronchialatmen).* Es ist sowohl inspiratorisch als auch exspiratorisch zu hören und weist eine Pause zwischen beiden Atemphasen auf
- *Abgeschwächte oder fehlende* Atemgeräusche ergeben sich bei der Verlegung größerer Bronchien oder bei aus anderen Gründen nicht belüftetetem Lungengewebe (z.B. Atelektase, Pneumothorax, Pleuraerguß)

Pathologische Nebengeräusche

- *Kontinuierliche Nebengeräusche* (frühere Begriffe: trockene Nebengeräusche, wie Giemen, Pfeifen, Brummen und Schnurren) als Folge einer Strömungslimitierung durch endo- oder exobronchiale Obstruktion. Auftreten bevorzugt exspiratorisch
- *Diskontinuierliche Nebengeräusche* (früherer Begriff: feuchte Rasselgeräusche). Grobblasige Rasselgeräusche (laut und niederfrequent) entstehen beim Durchtritt von Luft durch Flüssigkeit in den zentralen Atemwegen (Bronchiektasen, Bronchitis, Schleimretention). Feinblasige Rasselgeräusche ergeben sich bei Obstruktion durch Flüssigkeit in den peripheren Atemwegen oder als Entfaltungsknistern bei Lungenödem, Pneumonie, Atelektase oder Fibrose
- *Atemsynchrone Reibegeräusche* sind nur bei trockener Rippenfellentzündung (Pleuritis sicca ohne Erguß) auskultierbar

- *Stridor* (auch ohne Stethoskop hörbar!) imponiert als stöhnendes bis pfeifendes inspiratorisches Geräusch. Ursache: Stenose im Larynx- oder Tracheabereich.

Thoraxröntgenbild

1

Indikation beim beatmeten Pat.: tägliche „Routineaufnahme" zur (prognostischen) Verlaufsbeobachtung von Verschattungen (Atelektase, Erguß, Infiltrat) oder zum Ausschluß einer Komplikation (Pneumothorax) nach einer invasiven Maßnahme (zentraler Venenkatheter, Pleuradrainage). Ergänzung der körperlichen Untersuchung und Unterstützung zur Indikationsstellung zu anderen bildgebenden Verfahren wie Thoraxsonographie und Thorax-CT.

Tab. 1.4: Unterschiede zwischen Bettaufnahme und Standardtechnik

Kriterium	Bettaufnahme	Standardtechnik
Zwerchfellstand	hoch	tief und flach
Lungenvolumen	vermindert	maximal
Herzgröße	vergrößert	annähernd korrekt
Lungendurchblutung	gleichmäßig	schwerkraftabhängig
Pleuraerguß	läuft aus („Milchglasphänomen")	sammelt sich im kosto-diaphragmalen Sinus
Atelektase	meist schwerkraftbedingt dorsal, nicht abgrenzbar	anatomisch definiert, damit gut abgrenzbar

1

1.6.2   Herz-Kreislaufmonitoring

Bei beatmeten Pat. ist ein kontinuierliches Monitoring von Herzfrequenz, EKG, Blutdruck, spO_2 und exspiratorischer Kohlendioxidkonzentration essentiell, um festzustellen, ob das Beatmungsgerät entsprechend seiner Einstellung arbeitet und welche Auswirkungen die Beatmung (neben anderen therapeutischen Maßnahmen) auf die kardiopulmonale Situation des Pat. hat. Alarmauslösung, wenn die gemessenen Größen einen vorgegebenen Bereich verlassen.

Fehlalarme können durch Bewegungen des Pat. oder Artefakte ausgelöst werden. Trotzdem darf die Alarmfunktion bei beatmeten Pat. nie abgeschaltet werden! Moderne Monitore verfügen über Alarme mit einer zeitlich begrenzten Unterdrückbarkeit (kann die Ursache der Alarmauslösung nicht in einem definierten Zeitraum behoben werden, so beginnt der Alarm von Neuem). Bei einem „echten" Alarm kann schnelles und richtiges Handeln für den Pat. lebensrettend sein! Modernes und komplexes Monitoring erfordert gut ausgebildetes Personal und kann bei der frühzeitigen Erkennung und Lokalisierung von Problemen helfen.

EKG-Monitoring

Kontinuierliche Ableitung eines EKG bei allen beatmeten Pat. zur Früherfassung einer Bradykardie, Tachykardie, Arrhythmie, Myokardischämie (Brustwandableitung V5) oder Schrittmacherfehlfunktion. Zusätzlich Bestimmung der Atemfrequenz aus atemsynchronen Thoraximpedanzänderungen über die EKG-Elektroden.

Ca. 50% aller chirurgischen Pat. zeigt postoperativ Herzrhythmusstörungen. Harmlose Rhythmusstörungen (z.B. Extrasystolie) sind häufig Vorboten gefährlicher Störungen → Ausschluß möglicher Ursachen wie Elektrolytimbalancen oder einer respiratorischen Insuffizienz.

Blutdruckmessung

Nichtinvasive Blutdruckmessung
Parameter: peripherer systemischer arterieller Blutdruck. Die Messung erfolgt heute meist mittels automatischer Blutdruckmeßgeräte.

Vorteile: unterliegen nicht den subjektiven Einflüssen des Untersu-
chers, häufige und regelmäßige Messung möglich. *Nachteile:* Un-
zuverlässigkeit bei kreislaufinstabilen Patienten, gelegentlich
schmerzhaftes Aufpumpen der Manschette bei hohem Blutdruck. In
Zweifelsfällen oder bei unzuverlässigen automatischen Messungen
muß manuell gemessen werden.

Invasive oder direkte Blutdruckmessung

Indikation: kritisch kranke Pat. (v.a. beatmete oder kardiopulmonal
instabile Pat.). Kontinuierliche Messung des Blutdrucks in verschiedenen Abschnitten des Gefäßsystems: zentralvenös, pulmonal arteriell und systemisch arteriell.

> Pulmonalarterienkatheter gestatten neben dem Monitoring ver-
> schiedener Drücke, des Herzzeitvolumens und ggf. der gemischt-
> venösen Sauerstoffsättigung die Berechnung einer Reihe hämo-
> dynamischer Zielgrößen für den rationalen Einsatz von Volumen-
> ersatzmitteln, Vasodilatatoren und Sympathomimetika.

1.6.3   Respiratorisches Monitoring

Blutgasanalyse

Die Blutgasanalyse dient zur Diagnostik und Therapiekontrolle bei
Problemen des Gasaustauschs und des Säure-Basen-Haushalts.

Direkt gemessene Parameter:
- pH: 7,40 ±0,05
- p_aO_2: 70–100 mmHg bei einer F_IO_2 von 0,21 (abhängig insbesondere vom Lebensalter)
- p_aCO_2: 40 ±5 mmHg

Abgeleitete Parameter:
- HCO_3^- (Bikarbonat): 22–28 mmol/l
- SBC (Standard-Bikarbonat): 22–26 mmol/l
- BE (Base Excess, Basenabweichung): ±2

Störungen des Gasaustauschs
- Respiratorische Partialinsuffizienz (bei Erkrankungen des Lungenparenchyms): $p_aO_2 \downarrow$, p_aCO_2 normal oder $\downarrow$
- Respiratorische Globalinsuffizienz (bei Störungen des Ateman-
  triebs oder der Atemmechanik): $p_aO_2 \downarrow$, $p_aCO_2 \uparrow$.

Störungen des Säure-Basen-Haushalts
- Respiratorische Azidose (z.B. bei Opiatintoxikation, Guillain-Barré-Syndrom, Myasthenie, Asthma, Lungenödem, Rippenserienfraktur): pH $\downarrow$, p_aCO_2 $\uparrow$
- Respiratorische Alkalose (z.B. Hyperventilationssyndrom, SHT, Sepsis, mäßig ausgeprägte Lungenerkrankungen aufgrund reflektorischer Stimulation durch Hypoxie): pH $\uparrow$, p_aCO_2 $\downarrow$

> Periphere arterielle Verweilkanülen stellen einen einfachen und dauerhaften Zugangsweg für arterielle Blutgasproben dar.

Oxymetrie

Optische Methode zur Bestimmung des oxygenierten Hämoglobins im Blut. Grundlage: die verschiedenen Formen von Hämoglobin, z.B. oxygeniertes (O_2Hb) und desoxygeniertes Hämoglobin (Hb), Methämoglobin (MetHb) und Carboxyhämoglobin (COHb) absorbieren Licht verschiedener Wellenlängen. Oxymeter für den in-vitro-Gebrauch (CO-Oxymeter) verwenden vier verschiedene Wellenlängen und können damit alle vier Hb-Formen und den gesamten Hb-Gehalt quantifizieren. Die in-vivo-Verwendung von Spektrophotometern mit zwei Wellenlängen ist normalerweise völlig ausreichend, da MetHb und COHb selten in klinisch relevanten Größen auftreten.

Pulsoxymetrie

Pulsoxymeter messen die arterielle Sauerstoffsättigung (spO$_2$ = partielle s_aO_2) kontinuierlich und nicht-invasiv mittels Licht zweier Wellenlängen (rot und infrarot), einer für Oxyhämoglobin (O_2Hb) und einer für desoxygeniertes Hämoglobin (Hb):

$$psO_2 \, [\%] = \frac{O_2Hb}{O_2Hb \, + \, Hb} \, x \, 100$$

Der Aufnehmer, der die Lichtquelle und den Detektor enthält, kann an jedem pulsierenden Gefäßbett angebracht werden (Erwachsene und Kinder: Finger, Zehen, Nase und Ohrläppchen; Säuglinge und Neugeborene: Hände, Füße, Penis und Wangen). Pulsoxymeter besitzen im Bereich zwischen 70 und 100% Sauerstoffsättigung eine Genauigkeit von wenigstens ±2% (95% Vertrauensgrenze), sofern nicht signifikante Mengen an fetalem oder CO-Hämoglobin vorliegen. Das bedeutet, daß eine psO$_2$ von 97% einem p_aO_2 von 80 mmHg (psO$_2$ = 95%) oder 150 mmHg (psO$_2$ = 99%) entsprechen kann.

Dieses Problem besteht bei der fiberoptischen Messung der gemischtvenösen Sauerstoffsättigung nicht, da sich die Werte von $p\overline{v}O_2$ und $s\overline{v}O_2$ auf dem steilen Abschnitt der Sauerstoffdissoziationskurve befinden.

1

- Die Pulsoxymetrie ist die schnellste Methode zur Erkennung einer Hypoxämie
- $spO_2 \geq 95\% \rightarrow$ Sicherheit hinsichtlich der Oxygenierung des Pat. (ggf. Gefahren der Hyperoxie bedenken)
- spO_2-Werte $< 95\% \rightarrow$ Anlaß zu diagnostischen (BGA) oder therapeutischen Maßnahmen (z.B. Erhöhung der Sauerstoffkonzentration).

Exspiratorische Kohlendioxidmessung

Durch die nichtinvasive Messung der exspiratorischen Kohlendioxidkonzentration bei intubierten oder tracheotomierten Pat. erhält man am Ende jeder Ausatmung die alveoläre Kohlendioxidkonzentration und damit auch den arteriellen pCO_2.

Die Messung erfolgt anhand der Absorption von infrarotem Licht durch Kohlendioxid mit Geräten, die entweder im Hauptstrom (Meßküvette zwischen Tubuskonnektor und Y-Stück) oder im Nebenstrom (Meßküvette im Gerät) messen.

Kapnometer: das Gerät zeigt für jeden Atemzug die endexspiratorische Kohlendioxidkonzentration an.

Kapnograph: kontinuierliche Wiedergabe der in- und exspiratorischen Veränderungen der Kohlendioxidkonzentration als Kurve (Kapnogramm, ☞ Abb. 1.10). Folgende Abschnitte des Kapnogramms werden unterschieden: mit Beginn der Ausatmung wird das Gas ausgeatmet, das beim letzten Atemzug im Totraum verblieben ist. Es hat nicht am Gasaustausch teilgenommen und enthält deshalb auch kein Kohlendioxid ($1 \rightarrow 2$). Danach folgt eine Mischung aus Totraum- und Alveolargas, die Kohlendioxidkonzentration steigt rasch an ($2 \rightarrow 3$). Wenn nur noch Alveolargas ausgeatmet wird, ist die Kohlendioxidkonzentration ziemlich konstant und das Kapnogramm geht in die sog. Plateauphase ($3 \rightarrow 4$) über. Im Idealfall, d.h. wenn sich alle durchbluteten und nicht durchbluteten Alveolen gleichzeitig und gleichmäßig entleeren, ist die Kohlendioxidkonzentration in dieser Phase konstant und das Plateau waagrecht. In der Realität aber entleeren sich die meisten nicht perfundierten Alveolen zuerst und verursachen zu Beginn dieser Phase einen Totraum-Effekt und damit eine etwas niedrigere Kohlendioxidkonzentration. Dies hat zur Folge, daß das Plateau des normalen Kapnogramms ($3 \rightarrow 4$) leicht ansteigt. Die höchste Kohlendioxidkonzentration am Ende der Plateauphase (4) wird als endexspiratorische oder endtidale Kohlendioxidkonzentration bezeichnet. Die arterio-endtidale Kohlendioxidpartialdruckdifferenz ($p_{a-et}CO_2$) beträgt beim gesunden Menschen $1–7$ mmHg. Der Beginn der nächsten Einatmung führt zu einer raschen Auswaschung des Kohlendioxid aus der Meßküvette und einem Abfall der Kohlendioxidkonzentration auf den Wert null ($4 \rightarrow 5$).

Klinische Bedeutung der Kapnometrie und Kapnographie

Die Aussagekraft der Kapnometrie ist derjenigen der Pulsoxymetrie vergleichbar. Bestimmt man zu Beginn des Monitorings der exspiratorischen CO_2-Konzentration den arteriellen pCO_2, so kennt man die arterio-endtidale CO_2-Partialdruckdifferenz ($p_{a-et}CO_2$) und kann die Ventilation des Pat. sicher beurteilen, solange das Kapnometer normale Werte anzeigt. Eine erhöhte CO_2-Konzentration (Hyperkapnie) kann z.B. verursacht werden durch Hypoventilation, Hyperthermie oder Rückatmung. Ein Abfall der exspiratorischen CO_2-Konzentration ergibt sich durch Hypokapnie (Hyperventilation) oder Anstieg der $p_{a-et}CO_2$ (vermehrte Totraumventilation bei Lungenembolie, exzessivem PEEP oder Abfall des HZV). Ein plötzlicher Abfall der exspiratorischen Kohlendioxidkonzentration auf den Wert null ist charakteristisch für eine Extubation, Diskonnektion, Apnoe oder einen Herz-Kreislauf-Stillstand.

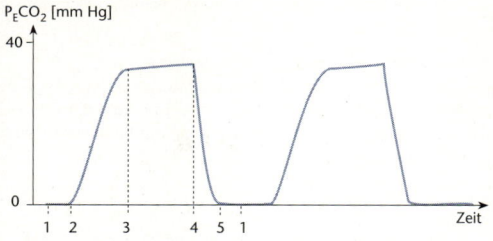

Abb. 1.10: Kapnogramm

An das Beatmungsgerät gebundenes Monitoring

In jedem Beatmungsgerät befinden sich Meßelemente für die inspiratorische Sauerstoffkonzentration, den Atemwegsdruck (inspiratorischer Spitzen-, Pausen- oder Plateaudruck und endexspiratorischer Atemwegsdruck), den Atemgasstrom oder Flow (kontinuierliche Bestimmung des inspiratorischen und exspiratorischen Flows) sowie die Zeit → Berechnung des in- und exspiratorische Atemzug- bzw. Atemhubvolumens (Tidalvolumen) und Atemminutenvolumens, der Atem- bzw. Beatmungsfrequenz, des Atemzeitverhältnisses und des mittleren Atemwegsdrucks. Ferner werden gelegentlich - bei meist unzulässiger Vereinfachung der Verhältnisse - Werte für den Mundverschlußdruck P_{100} oder $P_{0.1}$, den intrinsischen PEEP oder Auto-PEEP, den Atemwegswiderstand und die Compliance des respiratorischen Systems berechnet.

Resistance unter Beatmung

Die inspiratorische Resistance unter Beatmung (R_I) errechnet sich aus dem Quotienten der Druckdifferenz zwischen Spitzen- (p_{peak}) und Plateaudruck (p_{plat}) und dem endinspiratorischen Flow (V_I):

$$R_I = \frac{p_{peak} - p_{plat}}{V_I}$$

Diese Berechnung wird bevorzugt bei der Beatmung mit einem konstanten Inspirationsflow durchgeführt. Der größte Anteil der (in- und exspiratorischen) Resistance entfällt bei nicht obstruktiven Patienten auf den Trachealtubus. Bei Ausschluß einer Verlegung des

Trachealtubus genügt als Verlaufsparameter bei der bronchospas-
molytischen Behandlung beatmeter Pat. der inspiratorische Spitzendruck.

1

Statische Compliance des respiratorischen Systems

Die statische Compliance unter Beatmung (C_{stat}) ergibt sich aus dem
Verhältnis des exspiratorisch gemessenen Atemhubvolumens (TV)
und der Druckdifferenz zwischen Plateau- (p_{plat}) und endexspiratorischem Druck (p_{eep}):

$$C_{stat} = \frac{TV}{p_{plat} - p_{eep}}$$

Der endexspiratorische Druck p_{eep} ist die Summe aus dem am
Beatmungsgerät eingestellten externen oder extrinsischen PEEP und
dem intrinsischen oder dynamischen PEEP ($p_{eep} = PEEP_E + PEEP_I$).
Intrinsischer PEEP oder Auto-PEEP entsteht unter Beatmung, wenn
die Exspirationszeit für eine passive Ausatmung bis auf das normale
FRC-Niveau nicht ausreicht und die nächste Einatmung beginnt,
bevor alle Abschnitte der Lunge die Atemruhelage erreicht haben.
Auto-PEEP ist die Regel bei Pat. mit akuter oder chronischer
Atemwegsobstruktion oder Beatmung mit hohen Atemfrequenzen
oder verlängerter Inspirationsphase, z.B. einer absoluten Exspirationszeit unter 1,5 Sek. Die Formel für C_{stat} lautet dann:

$$C_{stat} = \frac{TV}{p_{plat} - (PEEP_E + PEEP_I)}$$

Dynamische Compliance

Die dynamische Compliance (C_{dyn}) reflektiert die Impedanz des
Systems Patient / Beatmungsgerät, d.h. sowohl die Strömungswiderstände als auch die elastischen Retraktionskräfte. Diese „dynamische Charakteristik" entspricht dem Quotienten aus exspiratorisch
gemessenem Atemhubvolumen und der Differenz aus Spitzen- und
endexspiratorischem Druck:

$$C_{dyn} = \frac{TV}{p_{peak} - p_{eep}}$$

PEEP und Auto-PEEP müssen beim Einsetzen für p_{eep} wieder
entsprechend berücksichtigt werden (s.o.). Die dynamische Compliance oder Charakteristik ist eine Hilfskonstruktion für Beat-
mungsfälle, bei denen eine endinspiratorische Pause nicht vorgese-
hen ist oder das Beatmungsgerät kein manuelles endinspiratorisches
Verschlußdruckmanöver erlaubt.

Werden die Druck- und Volumenschwankungen nicht am Trachealtubus, sondern im Beatmungsgerät gemessen, erhält man die effektive Compliance. Sie beinhaltet zusätzlich die innere Compliance des Respirators, der Befeuchterkaskade und der Beatmungsschläuche. Die innere Compliance beträgt bei den üblichen Erwachsenenbeatmungssystemen etwa 3–4 ml/mbar, d.h. pro mbar inspiratorischem Beatmungsdruck muß das Tidalvolumen um 3–4 ml vermindert in die obigen Gleichungen eingesetzt oder der Wert als effektive Compliance gekennzeichnet werden. Letztlich spielt die Richtigkeit der Algorithmen eine untergeordnete Rolle, weil diese atemmechanischen Parameter bestenfalls als Verlaufsparameter angesehen werden und alleine keine therapieentscheidende Bedeutung besitzen.

1

2

Ventilations-
formen

U. v. Hintzenstern
A. Obermayer
H. Mang

2

Für die meisten Ventilationsformen sind mehrere Begriffe bzw. Abkürzungen in Gebrauch. Oft existieren auch deutsche und englische Versionen nebeneinander. Aus Gründen der Praktikabilität wurden die einzelnen Ventilationsformen jeweils unter dem Begriff verzeichnet, mit dem sie im klinischen Alltag am häufigsten benannt werden, d.h. meist mit der englischen Abbkürzung.

Die verschiedenen Ventilationsformen lassen sich anhand der jeweils vom Pat. zu erbringenden Atemarbeit einteilen. Bei der kontrollierten oder mandatorischen Beatmung ist der Pat. völlig passiv, d.h. das Beatmungsgerät übernimmt 100% der zu leistenden Atemarbeit (full ventilatory support). Das andere Extrem ist die reine Spontanatmung (spontaneous breathing), bei der der Pat. die gesamte Atemarbeit und -steuerung völlig eigenständig leistet. Dazwischen liegen alle anderen Ventilationsformen, die die im Regelfall unzureichende Spontanatmung in höchst unterschiedlichem Ausmaß assistieren oder unterstützen (partial ventilatory support).

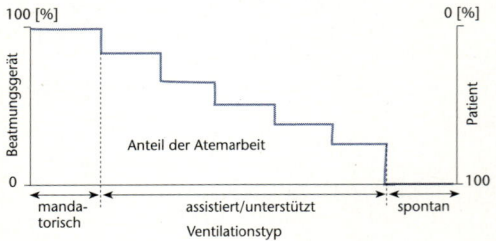

Abb. 2.1: Unterscheidung der Ventilationsformen anhand der Atemarbeit

2.1 Kontrollierte Beatmung

Synonyme: mandatorische Beatmung, CMV (continuous/controlled mechanical/mandatory ventilation), bei ZEEP: IPPV (intermittent positive pressure ventilation), bei PEEP: CPPV (continuous positive pressure ventilation)

Bei der kontrollierten Beatmung wird die Atemarbeit vollständig vom Beatmungsgerät übernommen. Die Passivität des Pat. beruht entweder auf seiner Grunderkrankung (z.B. SHT) oder auf iatrogener Manipulation (Sedierung, Muskelrelaxation, Hyperventilation). Wegen der Gefahr der Atemmuskelatrophie muß diese Beatmungsform auf den geringstmöglichen Zeitraum beschränkt bleiben. Daraus ergibt sich eine relativ enge Indikation für den Einsatz der kontrollierten Beatmung:

- Minimierung des Sauerstoffverbrauchs des Pat. (z.B. im kardiogenen Schock)
- Ermöglichung einer metabolischen Erholung der Atemmuskulatur bei manifester Ermüdung.

2.1.1 Volumenkontrollierte Beatmung

Synonyme: VC-CMV (volume controlled CMV), volumenkonstante (zeitgesteuerte) Beatmung.

Charakteristik
- Ein vorgegebenes Tidalvolumen wird dem Pat. während der eingestellten Inspirationszeit verabreicht
- Der Druck als abhängiger Parameter resultiert aus der Compliance und Resistance des Pat.
- Ist der Inspirationsflow so hoch, daß das Tidalvolumen vor Ablauf der Inspirationszeit appliziert wird, schließt das Inspirationsventil. Bis zum Ende der Inspirationszeit sind damit Inspirations- und Exspirationsventil geschlossen → inspiratorische Pause bzw. „no flow-" oder Plateau-Phase (Ausbildung eines Druckplateaus bei p_{plat} im Druck-Zeit-Diagramm).

Einstellgrößen am Beatmungsgerät

- Atemfrequenz
- Tidal- bzw. Atemminutenvolumen
- Inspirationsflow
- Inspirationszeit z.B. mittels Atemfrequenz und I:E-Verhältnis

fakultativ:

- PEEP
- Triggerschwelle → assistierte/kontrollierte Beatmung (☞ 2.2).

Klinische Aspekte

- Klassische Form der Beatmung
  Ventilationsform der Wahl bei Pat. ohne Lungenerkrankungen, die kontrolliert beatmet werden müssen: Pat. in Narkose oder mit SHT (Volumenkonstanz als Voraussetzung für eine p_aCO_2-gesteuerte Beatmung zur Senkung des Hirndrucks)
- Abhängig von Tidalvolumen, Inspirationszeit, Resistance und Compliance können (extrem) hohe Beatmungsdrücke entstehen:
  - Insbesonders bei parenchymatösen Lungenerkrankungen wie ARDS, Pneumonie oder Kontusion mit inhomogener Ausprägung der pathologischen Veränderungen besteht die Gefahr starker regionaler Lungenüberblähung mit entsprechenden Schädigungen
  - Um Barotraumen zu vermeiden, sollte die Alarmgrenze für den oberen Druckalarm ca. 15 mbar über dem Spitzendruck eingestellt werden
- Da die Plateauphase bei der kontrollierten Beatmung keine nachweisbaren Vorteile bringt, sollte der Flow so niedrig gewählt werden, daß die endinspiratorische Pause möglichst kurz ist. Außerdem läßt sich durch die Verlängerung der inspiratorischen „flow"-Phase der Spitzendruck p_{peak} senken.

2

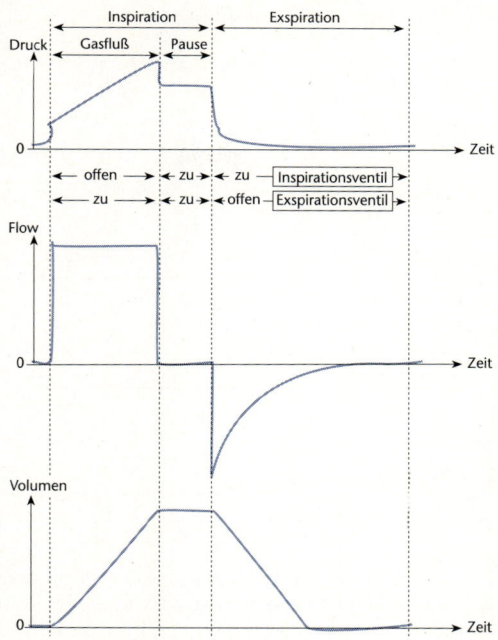

Abb. 2.2: VC-CMV (volumenkontrollierte Beatmung)

Sonderfall: Drucklimitierte Beatmung (Dräger)

Synonyme: PLV (pressure limited ventilation).

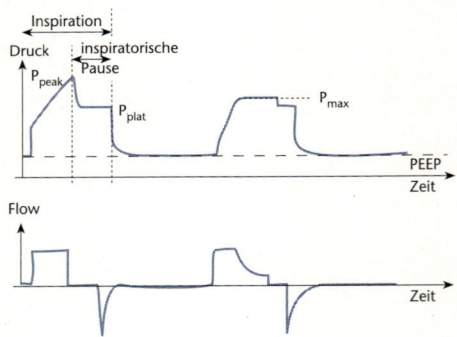

Abb. 2.3: PLV (drucklimitierte Beatmung)

Charakteristik

Bei Ereichen des eingestellten Wertes p_{max} wird der Flow soweit reduziert, daß p_{max} nicht überschritten werden kann, d.h. die Druckspitze $p > p_{max}$ wird „abgeschnitten".

Einstellgrößen am Beatmungsgerät

- Atemfrequenz
- Tidal- bzw. Atemminutenvolumen
- Inspirationsflow
- Inspirationszeit z.B. mittels Atemfrequenz und I:E-Verhältnis
- Maximaldruck (p_{max}).

fakultativ:

- PEEP
- Triggerschwelle → assistierte/kontrollierte Beatmung (☞ 2.2).

Klinische Aspekte
- Ist p_{max} in Bezug zur Compliance des Pat. zu niedrig gewählt, kann das eingestellte Tidalvolumen nicht appliziert werden → volumeninkonstante Beatmung
- In Verbindung mit einer SIMV ist der Inspirationsflow wegen der parallelen Spontanatmung des Pat. ausreichend hoch (45–90 l/Min.) einzustellen.

2.1.2 Druckkontrollierte Beatmung

2

Synonyme: PC-CMV (pressure controlled-CMV), druckkonstante (zeitgesteuerte) Beatmung.

Charakteristik
Der eingestellte Druck wird mittels eines dezelerierenden Flowmusters, das aus der Anpassung an die Resistance und Compliance entsteht, rasch erreicht und bis zum Ende der Inspirationszeit/Flowzeit konstant gehalten.

Einstellgrößen am Beatmungsgerät
- Atemfrequenz
- Inspirationszeit z.B. mittels Atemfrequenz und I:E-Verhältnis
- Maximaldruck (p_{max})/inspiratorisches Druckniveau
fakultativ:
- PEEP
- Triggerschwelle → assistierte/kontrollierte Beatmung (☞ 2.2)

Klinische Aspekte
- Vorteil: Festlegung der maximalen Atemwegsdrucke → typische Indikationen: parenchymatöse Lungenerkrankungen wie ARDS, Pneumonie oder Kontusion mit inhomogener Ausprägung der pathologischen Veränderungen
- Nachteil: das applizierte Volumen kann nicht durch Einstellung am Beatmungsgerät definiert werden, sondern ist abhängig von der Compliance und Resistance des Pat. sowie von der inspiratorischen Flowzeit → Atemminutenvolumen sorgfältig überwachen bzw. Alarmgrenzen patientenadaptiert einstellen
- Häufig in Kombination mit IRV (☞ 2.6) angewandt
- p_{max} sollte nach Möglichkeit maximal 30–35 mbar betragen und 40 mbar nicht überschreiten

2

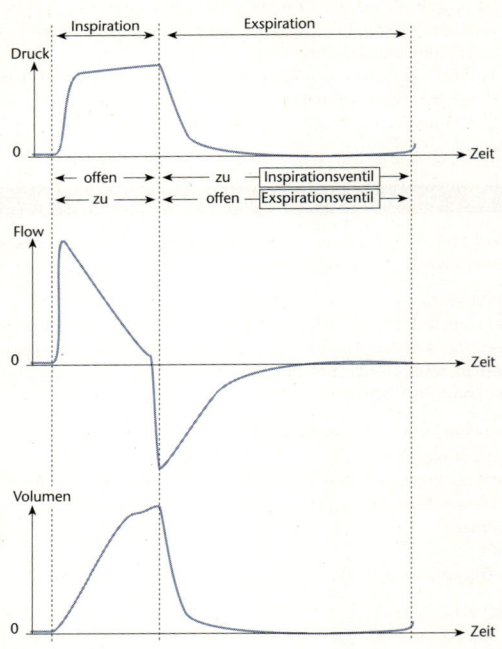

Abb. 2.4: PC-CMV (druckkontrollierte Beatmung)

Sonderformen der druckkontrollierten Beatmung

Manche Hersteller bieten eine druckkontrollierte Beatmung mit automatisierter Druckeinstellung an. Diese Beatmungsformen haben dann herstellerspezifische Bezeichnungen:

- Siemens: PRVC (pressure-regulated volume control)
- Dräger: Autoflow®.

Beispiel: PRVC (pressure-regulated volume control)
Synonym: Druckgeregelte volumenkontrollierte Beatmung.

Charakteristik

- Ziel dieser automatischen Druckregelung ist die Applikation des vorgewählten Tidalvolumens innerhalb der Inspirationszeit/Flowzeit mit konstantem Druck
- Bei jedem Ventilationszyklus wird das inspiratorische Druckniveau den momentanen lungenmechanischen Eigenschaften des Pat. angepaßt
- Beträgt die Differenz zwischen dem Spitzendruck und dem Wert für die „Obere Druckgrenze" weniger als 5 mbar, wird ein Alarm ausgelöst und ein geringeres Tidalvolumen appliziert als vorgewählt
- Bei Erreichen des Wertes für die „Obere Druckgrenze" wird automatisch ein Alarm ausgelöst und auf Exspiration umgeschaltet.

Einstellgrößen am Beatmungsgerät

- Atemfrequenz
- Tidal- bzw. Atemminutenvolumen
- Obere Druckgrenze
- Inspirationsdauer/Flowzeit
- Inspiratorische Anstiegszeit

fakultativ:

- PEEP
- Triggerschwelle → assistierte/kontrollierte Beatmung (☞ 2.2).

Klinische Aspekte

- Automatische Minimierung der Atemwegsdrücke → geeignet zum Einsatz bei Erkrankungen der Lunge
- Bei ungünstigen lungenmechanischen Eigenschaften des Pat. bzw. bei zu niedriger Einstellung des Wertes für die „Obere Druckgrenze" wird die Beatmung volumen*in*konstant → Atemminutenvolumen sorgfältig überwachen bzw. Alarmgrenzen patientenadaptiert einstellen.

2

2.1.3　Flowkontrollierte Beatmung

Synonym: flowkonstante (zeitgesteuerte/druckbegrenzte) Beatmung.

Charakteristik

Im Atemsystem wird ständig ein einstellbarer, kontinuierlicher Gasfluß zwischen 0,5 und 20 l/Min. aufrechterhalten. Für eine gewisse Zeit wird der Exspirationszweig distal des Tubus verschlossen. Der einströmende Flow führt zu einem Druckanstieg und veranlaßt damit sekundär eine Füllung der Lungen. Das Atemzugvolumen ergibt sich passiv als eine variable Größe, die vom Flow und der Unterbrechungszeit (= Inspirationszeit) abhängig ist und bei den meisten Geräten nicht einmal gemessen werden kann. Bei gängigen flowkontrollierten druckbegrenzten Beatmungsformen treten als zusätzliche Einflußgrößen die Resistance und Compliance auf. Die Beatmung wird im wesentlichen über Druck und Inspirationszeit gesteuert.

Einstellgrößen am Beatmungsgerät
- Inspirationsflow
- Inspirationszeit
- Exspirationszeit
fakultativ:
- Druckbegrenzung
- PEEP

Klinische Aspekte
- Neugeborene und Säuglinge sind durch Barotraumen besonders gefährdet (☞ Kap. 5) → wegen der Druckbegrenzung Einsatz der flowkontrollierten Beatmung vornehmlich in der pädiatrischen Intensivmedizin.

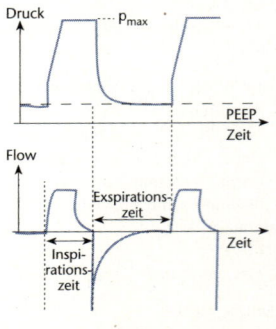

Abb. 2.5: Flowkontrollierte Beatmung

2.2   Assistierte/kontrollierte Beatmung

Synonyme: A/C (assist/control ventilation), AMV (assisted mechanical bzw. assist mode ventilation), SCMV (synchronized CMV).

Charakteristik
Erreicht der Pat. mit seinem Einatmungsversuch den eingestellten Triggerschwellenwert, so wird dadurch ein maschineller Atemhub ausgelöst, d.h. die Umschaltung von Exspiration auf Inspiration ist patientengesteuert. Der assistierte Beatmungshub entspricht volumen- und zeitmäßig einem kontrollierten Beatmungshub.

2

Einstellgrößen am Beatmungsgerät
Triggerschwelle.

Klinische Aspekte
Indikation: kontrollierte Beatmung → Spontanatmungsaktivitäten des Pat. können, falls die Triggerfunktion mit hoher Empfindlichkeit aktiviert ist, sofort erkannt werden (gemessene Atemfrequenz liegt über der eingestellten, bei jedem patientengetriggerten Atemzug blinkt eine Kontrolleuchte auf).

Jeder getriggerte Atemhub entspricht dem voreingestellten kontrollierten Atemhub (VC oder PC), d.h. er ist nicht dem Inspirationsbedürfnis des Pat. angepaßt → Gefahr einer Hyperventilation bzw. respiratorischen Alkalose → als Spontanatmungsverfahren ungeeignet → ggf. bei
- Schlechter Oxygenierung ($F_1O_2 > 0,5$) → Pat. sedieren und kontrolliert beatmen
- Guter Oxygenierung ($F_1O_2 \leq 0,5$) → auf ein anderes Spontanatmungsverfahren mit mehr Freiheit für den Pat. wechseln.

2.3 SIMV (synchronized intermittent mandatory ventilation)

2

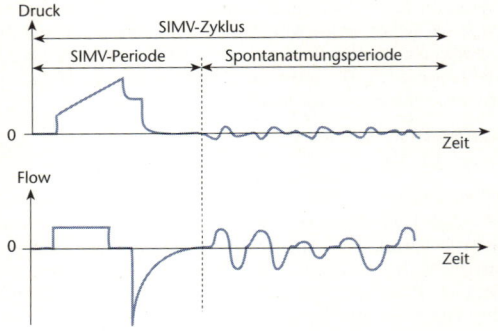

Abb. 2.6: SIMV (volumenkontrolliert)

Charakteristik

Kombination aus zeitgesteuerten maschinellen Atemhüben, die vom Pat. getriggert werden und Spontanatmung. Damit nicht jede Inspirationsbemühung des Pat. einen kontrollierten Beatmungshub auslöst, wird die Triggerfunktion zeitweise auf Spontanatmung (Demandfunktion) oder auf Synchronisation (Auslösung der kontrollierten Hübe) geschaltet. Synchronisierte maschinelle Atemhübe sind nur innerhalb eines „Erwartungsfensters" möglich. Gelingt es dem Pat. nicht, während des „Erwartungsfensters" einen kontrollierten Atemhub auszulösen, erfolgt dieser im Anschluß zeitgesteuert wie bei CMV → Mindestventilation (die nicht ausreichend sein muß) auch bei Apnoe garantiert, da zeitgesteuerte kontrollierte Atemhübe entsprechend der eingestellten SIMV-Frequenz appliziert werden. Zwischen den Erwartungsfenstern atmet der Pat. spontan evtl. mit CPAP und/oder Druckunterstützung.

Einstellgrößen am Beatmungsgerät
- Atemfrequenz und/oder SIMV-Frequenz
- Volumenkontrollierter oder druckkontrollierter Beatmungshub
- Triggerschwelle.

fakultativ:
- PEEP/CPAP
- Druckunterstützung.

Klinische Aspekte
- Klassisches Weaning-Verfahren
- SIMV kann als volumen- und als druckkontrollierte Ventilationsform durchgeführt werden
- Tidalvolumen, inspiratorisches Druckniveau und zeitliche Gestaltung des maschinellen Atemhubs muß dem Inspirationsbedürfnis des Pat. angepaßt werden.

2

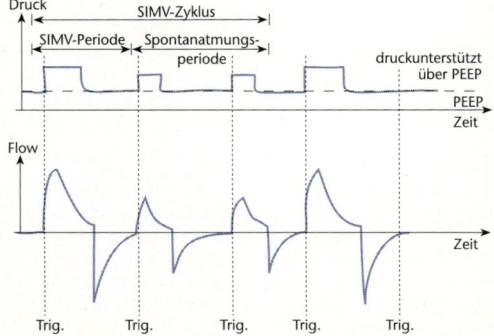

Abb. 2.7: SIMV (druckkontrolliert) mit Druckunterstützung

2.4   Inspiratorische Druckunterstützung

Synonyme: IPS (inspiratory pressure support), ASB (assisted spontaneous breathing, Dräger), IFA (inspiratory flow assistance, Engström), PSV (pressure support ventilation, Siemens).

2

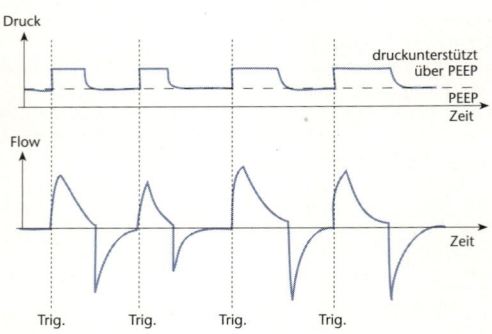

Abb. 2.8: IPS (inspiratorische Druckunterstützung) mit CPAP

Charakteristik

Jede Einatmung des Pat. löst einen Gasstrom aus, der rasch zum Erreichen des vorgewählten inspiratorischen Druckniveaus führt. Flow- oder druckgesteuerte Umschaltung in die Exspiration (abhängig vom Beatmungsgerät, z.B. wenn der inspiratorische Flow 25% seines Spitzenwertes unterschreitet oder wenn der Unterstützungsdruck um 2 mbar überschritten wird). Kombinierbar mit allen Spontanatmungsverfahren.

Einstellgrößen am Beatmungsgerät

- Druckunterstützungsniveau
- Inspiratorisches Flowprofil
- Druckanstiegszeit
- Triggerempfindlichkeit

- Atemfrequenz (→ Definition der Atemzykluszeit → zusätzliches Kriterium für die Sicherheitsumschaltung von Inspiration auf Exspiration).

fakultativ: CPAP (= PEEP)

Klinische Aspekte
- Einstellung der Druckunterstützung:
  - > 10 mbar: Verbesserung der Ventilation durch Erzielung größerer Tidalvolumina
  - < 10 mbar: Kompensation der durch Trachealtubus, Beatmungsschläuche, Befeuchterkaskade und Inspirationsventil verursachten zusätzlichen inspiratorischen Atemarbeit
- Klassisches Verfahren (alleine oder in Kombination mit SIMV) zur Entwöhnung, da der Pat. die Kontrolle über Inspirationsflow, Inspirationszeit und Tidalvolumen behält
- Nachteil: das Verfahren garantiert keine Mindestventilation.

Sonderfall: VS (volume support)
Synonyme: VAPS (volume-assured pressure support).

Charakteristik
Spontanatmung mit automatisierter Druckunterstützung → Anpassung der Druckunterstützung an wechselnde lungenmechanische Eigenschaften oder Einatmungsbemühungen des Pat. → Ventilationsgarantie. Bei Apnoe Umschaltung auf PRVC.

Einstellgrößen am Beatmungsgerät
- Triggerempfindlichkeit
- Atemfrequenz
- Inspirationsdauer
- Inspirationsanstiegszeit
- Tidal- bzw. Atemminutenvolumen.

Klinische Aspekte
Moderne Form der Druckunterstützung.

2

2.5 CPAP (continuous positive airway pressure)

Synonyme: CPPB (continuous positive pressure breathing).

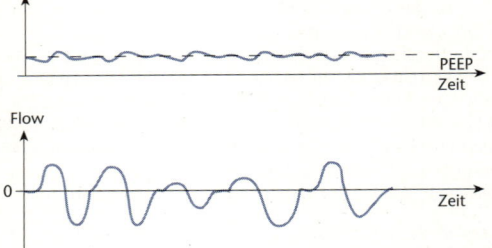

Abb. 2.9: CPAP

Charakteristik
Aufrechterhaltung eines positiven Atemwegsdrucks während des gesamten Spontanatmungszyklus. Kombinierbar mit allen Spontanatmungsverfahren.

Einstellgrößen am Beatmungsgerät
CPAP (teilweise über „PEEP")
fakultativ: Druckunterstützung

Klinische Aspekte
Indikation: Verbesserung der Oxygenierung durch Erhöhung der FRC und Eröffnung von atelektatischen Bezirken bei gleichzeitiger Reduktion der erforderlichen Atemarbeit.

Kontraindikationen: Einstellung hoher PEEP-Werte bei Pat. mit SHT oder COPD.
- „High flow-Systeme" (kontinuierlicher hoher Frischgasfluß):
  - weniger Atemarbeit vom Pat. erforderlich als bei „Demand flow-Systemen"
  - mangelnde Anfeuchtung der Atemluft
  - hoher Frischgasverbrauch

- „Demand flow-Systeme":
  - gerätebedingte Atemarbeit (zumindest Druckdifferenz zur Öffnung des Inspirations- und Exspirationsventils) erforderlich.

2.6 Inverse-ratio ventilation (IRV)

Synonyme: Beatmung mit umgekehrtem I:E-Verhältnis.

2

Charakteristik
Im Prinzip ist die IRV keine eigenständige Ventilationsform, sondern eine Ventilationsform (druckkontrolliert oder volumenkontrolliert) mit umgedrehtem I:E-Verhältnis bzw. einem I:E-Verhältnis > 1.

Einstellgröße am Beatmungsgerät
I:E-Verhältnis

Klinische Aspekte
- Bessere Belüftung von Lungenarealen mit erhöhter Resistance
- Verkürzte Exspirationszeit → Auto-PEEP und/oder airtrapping → FRC-Erhöhung in pathologisch veränderten Lungenbezirken → sog. „individual PEEP"
- Bei volumenkontrollierter Beatmung sorgfältige Drucküberwachung bzw. entsprechende Einstellung der Alarmgrenzen wegen der Gefahr eines Barotraumas erforderlich
- Bei druckkontrollierter Beatmung sorgfältige Überwachung des Minutenvolumens.

2.7   BIPAP (biphasic positive airway pressure)

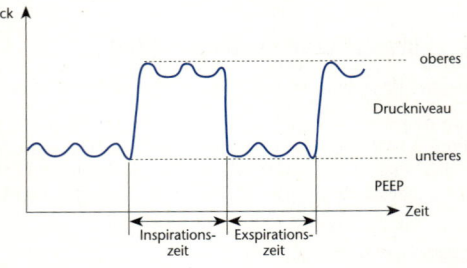

Abb. 2.10: BIPAP

Synonyme: Bi-vent, bi-phasic ventilation.

> BiPAP® ist ein Markenname eines druckunterstützenden Heim-
> beatmungsgerätes (BiPAP® S/T-D Ventilatory Support System)
> der Firma Respironics Inc. (BiPAP = bi-level positive airway
> pressure).

Charakteristik
Kombination aus zeitgesteuertem Wechsel zweier Druckniveaus,
wobei auf beiden Druckniveaus eine Spontanatmung möglich ist.
Durch Variation der Höhe und der zeitlichen Dauer der Druckniveaus läßt sich die Invasivität von der mandatorischen Beatmung bis
zur Spontanatmung reduzieren. Ohne Spontanatmungsaktivität des
Pat. entspricht BIPAP einer druckkontrollierten Beatmung. Mit
teilweiser Spontanatmung auf dem unteren Druckniveau entspricht
BIPAP einer PC-SIMV. Mit kontinuierlicher Spontanatmungsaktivität entspricht BIPAP einer Spontanatmung auf wechselndem
CPAP-Niveau.

Einstellgrößen am Beatmungsgerät
- Oberes Druckniveau (p_{max})
- Unteres Druckniveau (PEEP)
- Atemfrequenz
- Inspirationszeit oder I:E-Verhältnis.

fakultativ: Druckunterstützung

Klinische Aspekte
- Atemminutenvolumen ☞ 2.1.2
- Durch Angleichung der Druckniveaus insbesondere zum Weaning geeignet.

2

2.8   APRV (airway pressure release ventilation)

2

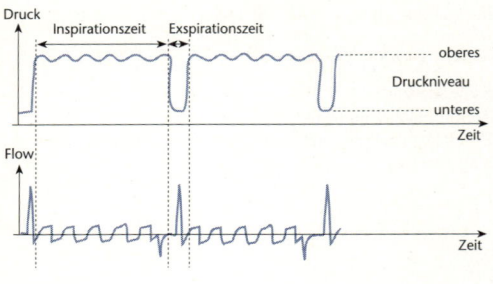

Abb. 2.11: APRV

Charakteristik

Spontanatmung auf erhöhtem Druckniveau mit kurzfristiger Absenkung (0,5–1,5 Sek.) auf ein niedrigeres Druckniveau („BIPAP in Kombination mit IRV").

Einstellgrößen am Beatmungsgerät
• Inspirationszeit
• Exspirationszeit
• Oberes Druckniveau (p_{max})
• Unteres Druckniveau (PEEP).
fakultativ: Druckunterstützung.

Klinische Aspekte
Kurze Exspirationszeit → Auto-PEEP.

2.9 MMV (mandatory minute ventilation)

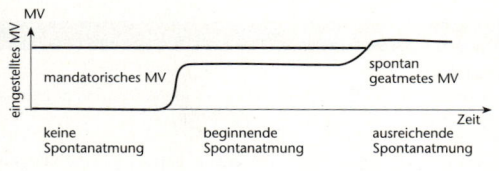

Abb. 2.12: MMV

2

Synonyme: Mandatorische Minutenbeatmung, AMV (augmented minute volume), MMV (minimum minute volume).

Charakteristik
Kombination aus Spontanatmung und mandatorischer Beatmung. Kontrollierte Beatmungshübe werden nur appliziert, wenn ein vorgewähltes Atemminutenvolumen durch die spontane Ventilation nicht erreicht wird.

Einstellgrößen am Beatmungsgerät
• Tidalvolumen
• Flow
• Atemfrequenz
• Inspirationszeit.
fakultativ:
• PEEP
• Druckunterstützung

Klinische Aspekte
• Theoretisch ist die MMV die Ventilationsform der Wahl
• Die klinische Anwendung hat bisher keine überzeugenden Vorteile dieser Ventilationsform erbracht
• Jeder Spontanatemzug, d.h. auch minimale Tidalvolumina mit hohem Totraumventilationsanteil werden „akzeptiert"
• In der Praxis hat sich gezeigt, daß sich der Pat. nach dem Prinzip des kleinsten Zwanges verhält, indem er die eigene Atemleistung minimiert („Hechelatmung").

2.10   Sonstige Ventilationsformen

2.10.1   Seufzerbeatmung

Charakteristik
Zusatzfunktion bei mandatorischen oder assistierten Ventilationsformen.

Inspiratorischer Seufzer: intermittierende definierte Erhöhung des
Tidalvolumens (z.B. alle 100 Ventilationszyklen um 50%).

Exspiratorischer Seufzer: intermittierende definierte PEEP-Erhö-
hung (z.B. alle 3 Min. für 2 Ventilationszyklen).

Klinische Aspekte
Ziel: Prophylaxe von Atelektasen. Für die Seufzer-Funktion konnte
bisher jedoch keinerlei positive Wirkung nachgewiesen werden
konnte → minimale Verbreitung. Sinnvollere Alternativen: PEEP
und/oder Beatmung mit relativ großen Tidalvolumina zur Dehnung
und Rekrutierung der Lunge.

2.10.2   Hochfrequenzbeatmung

Synonyme: HFV (high frequency ventilation, Hochfrequenzventi-
lation).

Applikation minimaler Tidalvolumina in Kombination mit (sehr)
hohen Atemfrequenzen mittels alternativer Gastransportmechanis-
men → Minimierung der Lungenbewegungen. Im Prinzip handelt
es sich bei der HFV nicht um eine eigenständige Ventilationsform,
sondern um eine Beatmung mit hoher Frequenz.

- HFPPV (high frequency positive pressure ventilation); Hochfre-
  quenzbeatmung mit positivem Druck, Hochfrequenzüberdruck-
  beatmung: f = 60–120/Min., TV = 2–5 ml/kgKG
- HFJV (high frequency jet ventilation); Hochfrequenz-Jetbeat-
  mung: f = 100–1000/Min., TV = 2–4 ml/kgKG
- HFO (high frequency oscillation); Hochfrequenz-Oszillationsbe-
  atmung: f = 500–5000/Min.

Charakteristik

HFV wird nur bei speziellen HNO-Eingriffen (z.B. Mikrolaryngoskopie) zu Narkosezwecken eingesetzt. Von den HFV-Verfahren hat bisher nur die HFO bei der Therapie des Atemnotsyndroms des Neugeborenen eine gewisse klinische Verbreitung in der Intensivmedizin gefunden. Für alle anderen Verfahren konnte bisher kein überlegener Wirksamkeitsnachweis erbracht werden.

2.10.3 ALV (adaptive lung ventilation)

2

Synonyme: ASV (adaptive support ventilation).

Charakteristik

Atemzugsweise Anpassung von Tidalvolumen, Atemfrequenz und I:E-Verhältnis an die momentanen lungenmechanischen Parameter des Pat. mittels „closed loop"-Steuerung auf der Basis einer druckkontrollierten SIMV-Beatmung.

Klinische Aspekte

Ziel dieser Ventilationsform, mit der es erst begrenzte klinische Erfahrungen gibt, sind die Minimierung der Beatmungsarbeit, Vermeidung eines Auto-PEEP sowie die Unterstützung der Spontanatmung.

2.10.4 PAV (proportional assist ventilation)

Charakteristik

Modifikation der Druckunterstützung ohne Einstellung definierter Druck- oder Flowvorgaben. Die Unterstützung verhält sich proportional zum Umfang der Spontanatmungsbemühungen des Pat.

Klinische Aspekte

Ziel dieser experimentellen Ventilationsform ist die Reduktion der Atemarbeit des Pat. und die Verbesserung der Synchronität zwischen Pat. und Beatmungsgerät.

2.10.5 ATC (automatic tube compensation)

Synonyme: Automatische Tubuskompensation.

Charakteristik
Da der Gasfluß während einer Inspiration nicht konstant ist, führt eine inspiratorische „fixe" Druckunterstützung am Beginn einer Inspiration zu einer nicht ausreichenden Kompensation der tubusbedingten Atemarbeit. Gegen Ende der Inspiration dagegen bewirkt sie eine Überkompensation → subjektives Mißempfinden, Gefahr der Lungenüberblähung. Bei der ATC wird der Tubuswiderstand variabel genau mit dem Druck kompensiert, der bei dem jeweils aktuellen Gasfluß erforderlich ist („elektronische Extubation").

Klinische Aspekte
Insbesondere beim Weaning lungenkranker Pat. könnte die ATC Vorteile durch die Reduktion der tubusbedingten Atemarbeit sowie durch Vermeidung von Asynchronität und Fehltriggerung bieten.

2.10.6 Automode

Charakteristik
Funktion des Servoventilator 300A®, bei der das Beatmungsgerät nach zwei aufeinanderfolgenden, vom Pat. getriggerten Atemzügen von einer kontrollierten auf eine unterstützende Ventilationsform umschaltet. Sobald der Pat. keine Atemzüge mehr triggert, schaltet das Beatmungsgerät nach definierten Zeiten (Erwachsene 12 Sek., Kinder 8 Sek. und Neugeborene 5 Sek.) auf kontrollierte Beatmung zurück.

Tab. 2.1: Betriebsfunktionen der SV 300A® im „Automode"

Kontrolliert	Unterstützt
volumenkontrolliert (☞ 2.1.1)	volumenunterstützt (☞ 2.4)
druckkontrolliert (☞ 2.1.2)	druckunterstützt (☞ 2.4)
druckreguliert-volumenkontrolliert (☞ 2.1.2)	volumenunterstützt (☞ 2.4)

Klinische Aspekte

Ziel der „Automode"-Funktion ist die Adaption des Beatmungsgeräts an die ersten Spontanatmungsbemühungen des kontrolliert beatmeten Pat. (Senkung des Sedierungsbedarf, Erleichterung des Weanings). Der Weaningprozeß verläuft für das Intensivpersonal komfortabler, da weniger manuelle Bedienungen am Beatmungsgerät erforderlich sind.

2

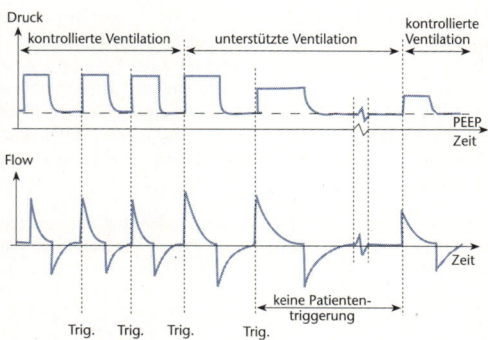

Abb. 2.13:
Automode: Umschaltung zwischen den Ventilationsformen PRVC und VS

2.10.7 Apnoeventilation

Synonyme: Apnoe-Backup-Beatmung.

Charakteristik

Automatische Umschaltung auf kontrollierte Beatmung im Falle einer Apnoe bei Ventilationsformen wie SIMV, CPAP, inspiratorische Druckunterstützung, BIPAP und APRV.

Klinische Aspekte

Wichtiger Schutz des Pat. vor drohender Hypoxie und Hyperkapnie bei sistierenden Spontanatmungsbemühungen.

2.10.8 NIV (noninvasive ventilation)

Synonyme: Nichtinvasive Beatmung.

Charakteristik
Anwendung unterstützender oder kontrollierter Ventilationsformen ohne endotracheale Intubation. So z.B. Durchführung von CPAP und inspiratorischer Druckunterstützung über Gesichts- oder Nasenmasken.

Klinische Aspekte
Voraussetzung für die NIV-Anwendung ist ein kooperativer, hämodynamisch stabiler Pat. mit vorhandenen Schutzreflexen. Vorteile der NIV: relativ physiologisches Verfahren mit der Möglichkeit der Nahrungsaufnahme, Sprache, Anfeuchtung und Erwärmung der Atemluft, Hustenreflex, Verzicht auf Sedierung des Pat., erleichterte Mobilisierung, verminderte Inzidenz von Atemwegsinfektionen, Fehlen von Larynx- und Tracheaverletzungen. Hauptnachteil: Aspirationsgefahr.

Bewährt hat sich die NIV bisher insbesondere bei Pat. mit einer akuten respiratorischen Insuffizienz aufgrund einer exazerbierten COPD.

2.11   Seitengetrennte Beatmung

Synonyme: ILV (independent lung ventilation), Zweiseitenbeatmung, DLV (differential lung ventilation).

Charakteristik

Getrennte Beatmung (synchron oder asynchron) v.a. mit unterschiedlichen Drücken der rechten und linken Lunge mit zwei Beatmungsgeräten über einen Doppellumentubus. Für chirurgische Zwecke findet in aller Regel ein Doppellumen-Trachealtubus (z.B. Bronchocath®) Verwendung, während in der Intensivmedizin eine Doppellumen-Trachealkanüle (z.B. Tracheopart®) wegen der besseren Fixierungsmöglichkeiten bevorzugt wird. Dabei ist der Einsatz sämtlicher Ventilationsformen in allen erdenklichen Kombinationen möglich.

Klinische Aspekte

Anwendung bei überwiegend einseitigen Lungenerkrankungen (z.B. Abszeß, bronchopleurale Fistel, Blutung, Bronchusstumpfinsuffizienz, Aspiration). Voraussetzung ist die entsprechende Erfahrung im Umgang mit dem Verfahren. Gefahr der Tubusdislokation → tiefe Sedierung, ggf. sogar Relaxierung sowie entsprechende Überwachung erforderlich. Einsatz hauptsächlich in der Lungenchirurgie. Für intensivmedizinische Indikationen konnte bisher nur in Einzelfällen eine Überlegenheit gegenüber der konventionellen PEEP-Beatmung mit Lagerung nachgewiesen werden.

2

3

Beatmungs-praxis

U. v. Hintzenstern
R. Crahé
A. Obermayer
H. Mang

3.1   Indikation zur Beatmung

Die Indikation zur Beatmung eines Pat. darf nicht nur anhand einiger
weniger Parameter (z.B. BGA) getroffen werden, sondern muß auch
immer die Gesamtsituation des Pat. einbeziehen:

- Vorerkrankungen (z.B. schwere COPD, progrediente irreversible
  neuromuskuläre Erkrankung)
- aktueller klinischer Zustand (z.B. Status asthmaticus)
- Prognose (z.B. finales Tumorstadium)
- Gasaustauschstörung (klinischer Befund, BGA).

Zeichen einer akuten respiratorischen Insuffizienz
- BGA:
  - $p_aO_2 < 60$ mmHg unter Sauerstoff-Nasensonde oder -Maske
    bzw $p_aO_2 < 50$ mmHg unter Raumluftatmung
  - $p_aCO_2 > 55$ mmHg (nicht gültig für Pat. mit chronischer Hy-
    perkapnie, z.B. COPD!)
- Klinik:
  - Tachypnoe (f > 35) oder Bradypnoe
  - Dyspnoe, Orthopnoe
  - Zyanose
  - Tachykardie, Hypertonie
  - Angst, Kaltschweißigkeit, Unruhe
  - Somnolenz, Koma.

- Die Entscheidung zur Beatmung muß immer individuell und
  patientenorientiert getroffen werden
- Dabei auch genau mögliche Alternativen (z.B. Lagerungsthe-
  rapie) sowie den erforderlichen Grad der Invasivität bedenken:
  Masken-CPAP evtl. ausreichend oder Intubation und kontrol-
  lierte Beatmung mit Sedierung indiziert?
- Immer zwischen dem Nutzen (Ersatz erkrankter körpereigener
  Funktionen bis zur erfolgreichen Therapie der zugrundeliegen-
  den ursächlichen Krankheit) und dem möglichen Schaden der
  Beatmung (z.B. Aspiration, Barotrauma, Larynxschaden,
  Streßulkus, Pneumonie oder Abhängigkeit vom Beatmungsge-
  rät) abwägen
- Ein wichtiges Kriterium für die Stellung der Indikation zur
  Beatmung ist auch die eigene klinische Erfahrung.

3.2 Einstellung des Respirators

Unabhängig von der vertretenen Beatmungs-„Philosophie" steht jede Einstellung des Beatmungsgerätes unter drei Zielprämissen:

- Optimierung des Gasaustausches → Parameter so einstellen, daß p_aO_2, p_aCO_2 und pH optimiert werden
- Minimierung möglicher Schäden durch die Beatmung (z.B. Barotrauma, Austrocknung der Atemluft) → z.B. möglichst niedrige Atemwegsdrücke anstreben, bei Langzeitbeatmung für Anfeuchtung der Atemluft sorgen
- Schnellstmögliche Entwöhnung, d.h. schon zu Beginn die Beatmung so „gestalten", daß die Beatmung nicht zum Selbstzweck wird, sondern daß als konkretes Ziel eine baldmögliche Entwöhnung angestrebt wird.

Haupteinstellungen

- Ventilationsform: die Auswahl der Ventilationsform richtet sich primär nach der Indikation (z.B. SHT → volumenkontrollierte Beatmung, weaning → SIMV) und der Erfahrung des Anwenders im Einsatz der Ventilationsform. Mit den neueren Ventilationsformen (z.B. ALV, BIPAP, APRV) bestehen z.T. erst begrenzte klinische Erfahrungen im Vergleich zu den „Klassikern" SIMV und Druckunterstützung
- Rückatmung: ohne (fast ausschließlich in der Intensivtherapie), mit teilweiser (Hauptform der Narkosebeatmung) oder mit vollständiger Rückatmung.

Frischgaseinstellungen

- Gasgemisch: Sauerstoff/Lachgas vs. Sauerstoff/Raumluft. Nur relevant bei Narkosebeatmung. Auswahl abhängig von der Art des Eingriffs (z.B. Verzicht auf Lachgas bei Mittelohr-OPs) und der gewählten Narkoseform (z.B. kein Lachgas bei TIVA)
- O_2-Konzentration: da die längere Applikation von Sauerstoff mit einer erhöhten F_IO_2 toxisch sein kann, sollte die F_IO_2 so eingestellt werden, daß sich als Zielgröße gerade der gewünschte p_aO_2 (z.B. ca. 70 mmHg) ergibt
- Frischgasflow: Nur relevant bei Narkosebeatmung. Auswahl abhängig vom gewünschten Narkosesystem (ohne, mit teilweiser oder mit vollständiger Rückatmung; ☞ 1.5).

3

Ventilationseinstellungen

Atemfrequenz

- Zielgröße für die Parametereinstellung ist etwa der gewünschte p_aCO_2, d.h. bei erwachsenen Pat. meist 8–12/Min.
- Bei der Ventilationsform SIMV sind abhängig vom Beatmungs-gerät unterschiedliche Frequenzeinstellungen erforderlich: ent-weder nur *eine* Frequenz in Verbindung mit einer festen Inspira-tionszeit oder *zwei* Frequenzen, nämlich die CMV-Frequenz (zeit-liche Gestaltung des kontrollierten Atemhubes) und die SIMV-Frequenz (Zahl der maschinellen Atemhübe)
- → f_{CMV} muß mindestens genauso groß wie f_{SIMV} sein, denn andernfalls würde die SIMV-Frequenz und damit die Anzahl der kontrollierten Beatmungshübe durch f_{CMV} festgelegt werden.

Volumen

Je nach Beatmungsgerät werden eingestellt:

- Atemminutenvolumen (AMV) und Frequenz (f) → AMV/ f = Tidalvolumen (TV)
- Tidalvolumen (TV) und Frequenz (f) → TV x f = AMV
- Die Größe des AMV ist stoffwechselabhängig: AMV ↑ z.B. bei hyperdynamer Sepsisphase, AMV ↓ z.B. bei Hypothermie. Ein erwachsener Pat. benötigt zur Normoventilation ein AMV von ca. 80–100 ml/kgKG. Kontrolliert wird die richtige Einstellung des Volumens anhand des $p_{et}CO_2$ oder des p_aCO_2

I:E-Verhältnis

- Das I:E-Verhältnis kann je nach Beatmungsgerät direkt (I:E) oder indirekt (z.B. Angabe der Inspirations- und der Pausendauer in % des Ventilationszyklus) eingestellt werden
- Physiologisch ist ein I:E-Verhältnis von ca. 1 : 2
- I:E-Verhältnis < 1 : 2, d.h. 1 : 3 oder kleiner: die Verlängerung der Exspirationszeit (→ Verkürzung der Inspirationszeit!) ist nur sinnvoll bei obstruktiven Lungenerkrankungen (COPD, Asthma → verbesserte Entleerung) und führt bei volumenkontrollierter Beatmung zur Erhöhung des Spitzendrucks und bei druckkontrol-lierter Beatmung zur Abnahme des Tidalvolumens
- I:E-Verhältnis > 1 : 2, d.h. 1 : 1, 2 : 1 oder größer (> 1 : 1 → IRV ☞ 2.6): Senkung des Spitzendrucks, evtl. unvollständige Ausat-mung → Auto-PEEP (☞ 1.4.4)

Inspirationsflow
- Normalwert: bei mandatorischer Beatmung 30–50 l/Min., bei Spontanatmungsverfahren 45–90 l/Min.
- Hoher Flow → Spitzendruck ↑
- Niedriger Flow → Spitzendruck ↓. Mindestflow zur Applikation des eingestellten Tidalvolumens erforderlich

Flowprofil
Bei manchen Beatmungsgeräten kann eine bestimmte Flowform (rechteckig, akzelerierend, dezelerierend, sinusförmig) oder eine Zeitspanne gewählt werden, in der der Flow am Anfang der Inspirationsphase auf den eingestellten Wert ansteigt. Bisher konnte für keine Flowform eine Überlegenheit gegenüber anderen Flowprofilen nachgewiesen werden

PEEP (☞ 1.4.4)
- Für die PEEP-Anwendung (wann und wie hoch?) gibt es keine einheitlichen Empfehlungen
- Soll die Oxygenierung des Blutes verbessert werden, empfiehlt sich eine PEEP-Einstellung in Höhe von 0,1–0,15 mbar/kgKG
- Hohe PEEP-Werte (insbesondere > 15 mbar) können negative Auswirkungen auf praktisch alle Organsysteme haben

3

Triggerempfindlichkeit (☞ 1.4.5)
- Empfohlene Einstellungen: Drucktrigger: 1–2 mbar unter PEEP, Flowtrigger 2–4 l/Min.
- Hohe Einstellung → Erhöhung der Atemarbeit während der Spontanatmungsbemühungen → Ermüdung des Pat.
- Sehr empfindliche Einstellung → minimale Veränderungen von Druck, Flow oder Volumen (z.B. durch Pat.bewegungen) werden als Spontanatmungsversuch des Pat. interpretiert → „Selbsttriggerung" des Beatmungsgerätes
- Auch bei mandatorischen Beatmungsformen sollte die Triggerfunktion immer mit hoher Empfindlichkeit aktiviert sein (A/C-Modus ☞ 2.2), um eine eventuelle Spontanatmungsaktivität des Pat. sofort erkennen zu können (gemessene Atemfrequenz liegt über der eingestellten, am Beatmungsgerät blinkt bei jedem patientengetriggerten Atemzug kurz eine Kontrollleuchte auf).

Maximaler Inspirationsdruck (p_{max})

- Volumenkontrollierte Beatmung: Je nach Beatmungsgerät kommt es bei Erreichen von p_{max} entweder zur automatischen Sicherheitsumschaltung auf Exspiration oder die Druckspitze wird „abgeschnitten", d.h. es erfolgt eine Drucklimitierung bis das vorgegebene Tidalvolumen appliziert oder bis die eingestellte Inspirationszeit zu Ende ist
- Druckkontrollierte Beatmung: Mittels eines dezelerierenden Flows, der aus der Anpassung an die Resistance und Compliance entsteht, wird der Druck während der gesamten Inspiration auf Höhe des eingestellten p_{max} konstant gehalten. Das applizierte Tidalvolumen hängt damit von p_{max} und der Inspirationszeit ab
- Zum Schutz vor einem Barotrauma sollte $p_{max} < 35$ mbar sein

Druckunterstützung (☞ 2.4)

- Je nach Beatmungsgerät bezieht sich die Höhe der Druckunterstützung entweder auf das PEEP- oder Atmosphärenniveau. Für die Senkung der Atemarbeit ist der Bezug zum PEEP-Niveau entscheidend
- Druckunterstützungsniveaus > 15–20 mbar verlangen wenig Atemarbeit vom Pat. → entspricht praktisch einer kontrollierten Beatmung
- Druckunterstützung < 5 mbar stellt keine klinisch relevante Atemunterstützung mehr dar → zeigt eine suffiziente Spontanatmung des Pat. an.

3

3.3　Entwöhnung

Die Entwöhnung (weaning) des Pat. vom Beatmungsgerät beinhaltet den gesamten Prozeß von der kontrollierten Beatmung bis zur Spontanatmung ohne irgendwelche Hilfsmittel, d.h. die zunehmende Nichtinvasivität der Ventilationsformen, die Reduktion der F_IO_2, des PEEP sowie die Extubation. Jedes Beatmungskonzept muß bereits zu Beginn eine möglichst frühzeitige Entwöhnung vom Beatmungsgerät als Perspektive beinhalten, um mögliche Schäden, die aus der Beatmung für den Pat. resultieren können, zu minimieren.

Weaningkriterien

- Es existieren viele Versuche, Kriterien zu definieren, die die Fähigkeit des Pat. zur Spontanatmung vorhersagen und damit den komplikationsträchtigen Wechsel von einer mandatorischen auf eine unterstützende Ventilationsform nach der „Versuch-und-Irrtum"-Methode vermeiden helfen. Bisher ist es nicht gelungen, valide Kriterien zu fomulieren, die eine eindeutige Vorhersage einer adäquaten Spontanatmungsfähigkeit des Pat. erlauben
- Sinnvoll erscheint ein weaning-Versuch in den meisten Fällen erst, wenn die Atemfrequenz < 35/Min. und die F_IO_2 < 0,4 sind.

Weaningkonzepte

- Bisher konnte für kein Weaning-Konzept eine eindeutige Überlegenheit nachgewiesen werden
- Das „klassische" Vorgehen beinhaltet eine schrittweise Senkung der SIMV-Frequenz von 10–15/Min. sowie des Druckunterstützungsniveaus von 15–20 mbar und Übergang auf Spontanatmung mittels T-Stück
- „Moderne" Ventilationsformen wie z.B. BIPAP oder ATC lassen zwar ein erleichtertes weaning erhoffen, eine Überlegenheit gegenüber „klassischen" Verfahren konnte jedoch bisher noch nicht nachgewiesen werden
- Wichtig sind flankierende Maßnahmen wie eine adäquate Ernährung, Normalisierung des Säure-Basen- und Elektrolytstatus, Auswahl eines ausreichend groß dimensionierten Tubus zur Reduktion des Atemwegswiderstandes sowie ggf. eine Tracheotomie
- Der weaning-Prozeß muß ständig durch BGA-Kontrollen überwacht werden

- Bei schwer entwöhnbaren Pat. hat sich folgendes Konzept bewährt: häufige Ermittlung der Spontanatemfrequenz beim wachen Pat. mit anschließender kontrollierter Beatmung mit einer geringfügig höheren Frequenz → Unterdrückung des Atemzentrums → Entlastung und Erholung der Atemmuskulatur. Durchführung eines diskontinuierlichen Entwöhnungsregimes durch häufiges Alternieren von kontrollierter Beatmung (insbesondere nachts) und Spontanatmung.

- Entscheidend für den Erfolg der Entwöhnung ist nicht das Vorgehen nach einem bestimmten weaning-Konzept, sondern die Erfahrung und Geduld des Klinikers!
- *Cave:* Bei SIMV und Druckunterstützung besteht zwischen dem rein numerischen Unterstützungsgrad und der vom Pat. zu leistenden Atemarbeit keine Proportionalität, d.h. SIMV 6/Min. erfordert nicht doppelt soviel Atemarbeit wie SIMV 12/Min. und eine Druckunterstützung von 20 mbar führt nicht unbedingt zu einer Halbierung der Atemarbeit im Vergleich zu einem Druckunterstützungsniveau von 10 mbar.

3

3.4 Komplikationen der Beatmung

Abhängig von der Dauer (z.B. Langzeitbeatmung) und Invasivität (z.B. intubierter Pat. mit kontrollierter Beatmung vs. Masken-CPAP) der Beatmung können unterschiedliche Komplikationen auftreten. Im Prinzip hat jede Form der Beatmung nicht nur direkte Auswirkungen auf die Lunge, sondern auch indirekte Folgen für die Funktion der meisten anderen Organe.

- Lunge: Durch hohe Beatmungsdrücke kann es zu einer Überblähung der Alveolen und einem Einriß des Lungenparenchyms kommen (Barotrauma). Pat. mit COPD oder Lungenemphysem sind besonders für entsprechende Komplikationen wie (Spannungs-) Pneumothorax, Hautemphysem, bronchopleurale Fistel, Pneumomediastinum etc. prädestiniert
- Bei intubierten Pat. kommt es leicht zu Mikroaspirationen mit Erregern aus dem Magen und Rachenbereich → Pneumoniegefahr ↑ insbesondere bei eingeschränkter mukoziliärer Clearance und verschlechterter Immunabwehrlage
- Sonstige Organe: die Zunahme des intrathorakalen Drucks führt zu einem Abfall des Perfusionsdrucks in vielen anderen Organen (Herz-Kreislaufsystem, Splanchnikusdurchblutung, Leber, Niere, Gehirn) → Einschränkung der entsprechenden Organleistung in Abhängigkeit von der Höhe und Dauer der Druckbelastung.

„Organschonende" Beatmung durch:
- Begrenzung der Spitzendrücke auf 35 mbar und PEEP-Einstellungen auf 10–15 mbar
- Abhängig vom Zustand des Pat. (SHT, Ermüdung der Atemmuskulatur) möglichst kurzzeitiger Einsatz mandatorischer Ventilationsformen und baldmöglicher Wechsel auf Spontanatmungsverfahren.

Indirekte Schäden der Beatmung sind Komplikationen, die durch Maßnahmen im Zusammenhang mit der Beatmung (z.B. Tracheomalazie durch Intubation oder Tracheotomie) verursacht werden.

3

3.5   Kommunikation mit beatmeten Patienten

Im Mittelpunkt der Beatmung steht nicht das Beatmungsgerät, sondern der Patient als Mensch!

Ein häufig verkanntes Problem im Umgang mit beatmeten Pat. ist die eingeschränkte Kommunikationsmöglichkeit. Die Unfähigkeit zu sprechen oder sich effektiv mitzuteilen, führt bei beatmeten Pat. häufig zu Unzufriedenheit, Angst und Frustration. Diese entmutigende und demoralisierende Situation kann dann zu einer Stagnation oder Verschlechterung des Krankheitsverlaufs führen und zusätzliche intensivtherapeutische Maßnahmen (z.B. Sedierung) erforderlich machen, die dann wiederum die Entwöhnung vom Beatmungsgerät verzögern können.

Der Grad der Kommunikationsfähigkeit von beatmeten Pat. ist abhängig von der Invasivität der Beatmung (z.B. mandatorische Beatmung), der Intensivtherapie (z.B. Sedierung), dem aktuellen Krankheitszustand (z.B. SHT mit Lähmungen) sowie sonstigen Einschränkungen des Pat. (z.B. Blindheit, Hörschwäche oder Analphabetentum). Da heute eine patientenadaptierte Beatmung mit dem frühzeitigen Einsatz von Ventilationsformen, die die Spontanatmung des Pat. fördern, angestrebt wird, sind heute erweckbare oder gar wache Pat. die Regel, deren Bedarf an Zuwendung und Kommunikation – im Gegensatz zu ihren tiefsedierten „Vorgängern" – enorm gestiegen ist.

In der Praxis erfolgt die Komunikation mit beatmeten Pat. häufig mittels „Versuch und Irrtum". Diese Methode ist unbefriedigend, da gute Ergebnisse nur zufällig zu erwarten sind. Die Kommunikation mit dem beatmeten Pat. kann nur dann optimiert werden, wenn es gelingt, eine Kommunikationsform zu finden, die jeweils individuell auf seine momentane Situation zugeschnitten ist.

Analyse der Kommunikationsfähigkeit
Bevor eine Technik für die Kommunikation mit dem Pat. ausgewählt wird, muß erst seine aktuelle Kommunikationsfähigkeit beurteilt werden.

Zerebrale Aspekte

Bewußtsein:

- Medikamentöse Therapie mit bewußtseinsbeeinträchtigenden Medikamenten (z.B. Sedativa, Analgetika)?
- Pat. wach und ansprechbar?
- Gibt es Hinweise, daß der Pat. (trotz Bewußtseinstrübung) hört und versteht?

Auffassungsgabe:

- Pat. orientiert (zeitlich, örtlich, situativ)?
- Reagiert der Pat. auf Fragen?
- Verfügt der Pat. über eine altersentsprechende Auffassungsgabe?
- Bestehen bei dem Pat. neuro-psychiatrische Einschränkungen (z.B. Morbus Alzheimer)?

Sprache

- Muttersprache des Pat.?
- Spricht der Pat. zumindest teilweise Deutsch?

3

Schrift: Kann der Pat. lesen und schreiben?

Motorische Aspekte

„Schwäche":

- Ist der Pat. erschöpft und müde (z.B. Z.n. großer OP)?
- Hat der Pat. Muskelrelaxantien erhalten?
- Sind bei dem Pat. Lähmungen bekannt (z.B. Z.n. Apoplex)?

Grobmotorik:

- Kann der Pat. mit der Hand zeigen, mit dem Kopf nicken oder mit den Achseln zucken?
- Kann die Hand gedrückt werden?

Feinmotorik: Kann der Pat. schreiben?

Methoden der Kommunikation mit beatmeten Patienten

Prinzipiell ist eine Zwei-Wege-Kommunikation anzustreben, d.h. der Pat. soll nicht nur Informationen und Emotionen empfangen, sondern im Rahmen seiner Möglichkeiten auch reagieren. Ist dies nicht möglich, muß auf die Ein-Weg-Kommunikation zurückgegriffen werden. Da man die wirkliche Perzeptionsfähigkeit eines Pat., der nicht reagiert, nie kennen kann, ist es auch in diesen Fällen sinnvoll, dem Pat. alle Maßnahmen, die ihn betreffen, sowie seinen Zustand zu erläutern und ihn auch über sonstige Ereignisse zu informieren → Angstreduktion.

Je komplexer eine Kommunikationsmethode ist, desto besser ist das Kommunikationsergebnis → patientenorientiert immer die jeweils „schwierigste" Möglichkeit probieren.

Tab. 3.1: Methoden der Kommunikation mit beatmeten Patienten

Methode	Bewertung	
	positiv	negativ
Computer-assistierte Kommunikation	Sehr effektiv	Pat. muß geistig und körperlich „fit" sein Hohe Motivation bei Pat. und Personal erforderlich Sehr teuer → selten vorhanden
Stift und Papier	Immer vorhanden Einfach zu verstehen Schriftlich „fixiert" → man kann darauf zurückgreifen	Gewisse körperliche Kraft und Geschicklichkeit erforderlich Pat. muß schreiben und lesen können
Alphabettafel	Einfach und effektiv	Pat. muß buchstabieren können Sehr zeitaufwendig Für Pat. oft schwierig bzw. ermüdend
Foto- bzw. Bildtafeln	Unabhängig von Sprache und Schrift Exakte Ausagenübertragung möglich	Gute Sehfähigkeit erforderlich Eingewöhnung notwendig
Handsignale	Ohne Hilfsmittel möglich U.U. effektiv	Sehfähigkeit erforderlich „Aussage" nicht eindeutig
Nonverbale Kommunikation	Immer ohne Hilfsmittel möglich	Sehfähigkeit erforderlich „Aussage" nicht eindeutig
Berührung	Immer ohne Hilfsmittel möglich	„Aussage" nicht eindeutig Effekt bei Sedierung etc. nicht sicher

3

- Wichtige Hilfe bei der Kommunikation mit dem beatmeten Pat. können häufig Familienangehörige leisten, die die Bedürfnisse und nonverbalen Artikulationstechniken des Pat. wesentlich besser kennen als das Intensivpersonal
- Optimale Bedingungen ergeben sich, wenn die Möglichkeit besteht, mit dem Pat. Kommunikationsmöglichkeiten *vor* der Intubation zu besprechen und auszuwählen
- Menschliche Zuwendung ist die einfachste Form der Analgesie!

3.6   Fallbeispiele

Vorbemerkung

Es gibt bei keinem Krankheitsbild einen klinischen Beweis, der das Favorisieren eines Beatmungs- oder Weaningschemas erlaubt → die Fallbeispiele spiegeln Erfahrungen des Autors sowie Hinweise aus der Literatur wider.

3.6.1   Thoraxtrauma

Patient 1

Situation
- 30 J., als Fahrradfahrer mit PKW kollidiert → Rippenserienfraktur, Le Fort-Fraktur (operativ versorgt)
- Postoperativ beatmet mit IPPV, I:E 1 : 2, F_IO_2 0,3, p_{max} 35 mbar
- BGA: p_aO_2 110 mmHg, p_aCO_2 40 mmHg
- Kreislaufstabil, Sinusrhythmus
- Ansprechbar, kooperativ.

3

Problematik
- Atemabhängige Schmerzen (Schonatmung → Minderventilation → Atelektasen → Gefahr einer Pneumonie)
- Instabiler Thorax (Pendelatmung)
- Pneumothoraxgefahr.

Behandlungsstrategie
- Frühzeitige Extubation anstreben
- Suffiziente Schmerztherapie (Opiate, ggf. Interkostalblockade, thorakaler Periduralkatheter) erforderlich
- Engmaschig auskultieren, bei V.a. Pneumothorax Rö-Thorax → ggf. Bülau-Drainage.

Beatmungskonzept
- Geeignete Beatmungsmodi: PCV, SIMV, BIPAP oder ASB
- Beatmungsdrücke > 30 mbar vermeiden
- PEEP aufgrund guter Oxygenierung nicht erforderlich
- Extubation anstreben, wenn:
  - Schutzreflexe vorhanden sind
  - keine Instabilität des Thorax mehr vorliegt
  - keine aufwendige Diagnostik (z.B. CT) mehr erforderlich ist.

Patient 2

Situation
- Patient wie oben
- Abrupter Anstieg des Beatmungsdrucks und fehlendes Beat-
  mungsgeräusch links
- Blutdruckabfall auf 60/40 mmHg, Tachyarrhythmia absoluta (HF
  um 120/Min.)
- Halsvenenstauung.

Problematik
Spannungspneumothorax links

Behandlungsstrategie
- Thorax-Drainage (unverzüglich, auch ohne Nachweis eines Pneu-
  mothorax durch Rö-Thorax) im 2. ICR medioklaviculär oder 4./5.
  ICR mittlere Axillarlinie
- Katecholamintherapie (Suprarenin, Dopamin) bis der Zustand des
  Pat. stabilisiert ist.

3

Beatmungskonzept
Wie oben, Beatmungsdrücke so niedrig wie möglich.

Ex.	Titel	Preis DM / ÖS / SFr	ISBN
	Ärztlicher Bereitschaftsdienst	74,–/540,–/67,–	3-437-51290-0
	Allgemeinmedizin	98,–/715,–/89,–	3-437-51170-X
	Anästhesie 2.A.	68,–/496,–/62,–	3-8243-1604-8
	Arzneimitteltherapie	68,–/496,–/62,–	3-437-41150-0
	Chirurgie 2.A.	72,–/526,–/65,50	3-437-51090-8
	Chirurgische Ambulanz	54,–/394,–/49,–	3-437-51070-3
	Dermatologie	74,–/540,–/67,–	3-437-51060-6
	Gynäkologie 4.A.	68,–/496,–/62,–	3-437-51120-3
	HNO 2.A.	72,–/526,–/65,50	3-437-51000-2
	Innere Medizin 6.A.	58,–/423,–/52,50	3-437-41000-8
	Intensivmedizin 4.A.	72,–/526,–/65,50	3-437-41201-9
	Kardiologie	72,–/526,–/65,50	3-437-41120-5
	Labordiagnostik	78,–/569,–/71,–	3-437-41140-3
	Med. Practice in Dev. Countries	58,–/423,–/52,50	3-8243-1276-X
	Medizindienstleitfaden 2.A.	54,–/394,–/49,–	3-8243-1600-5
	Naturheilkunde 3.A.	79,–/577,–/72,–	3-437-55130-2
	Neurologie/Psychiatrie	72,–/526,–/65,50	3-437-51180-7
	Notarztleitfaden 2.A.	68,–/496,–/62,–	3-437-51300-1
	Orthopädie 3.A.	72,–/526,–/65,50	3-437-51100-9
	Pädiatrie 4.A.	68,–/496,–/62,–	3-437-41710-X
	Radiologie	68,–/496,–/62,–	3-437-41210-8
	Rheumatologie 2.A.	72,–/526,–/65,50	3-437-41010-5
	Trad. Chin. Medizin	86,–/628,–/78,–	3-437-51030-4
	Umweltmedizin	72,–/526,–/65,50	3-437-41020-2
	Urologie 2.A.	76,–/555,–/69,–	3-437-51020-7

aus der Reihe Leitfaden für die Physiotherapie

Ex.	Titel	Preis DM / ÖS / SFr	ISBN
	Manuelle Therapie	64,–/467,–/58,–	3-437-45260-6
	Physiotherapie 2.A.	64,–/467,–/58,–	3-437-45160-X

aus der Reihe Leitfaden für den Rettungsdienst

Ex.	Titel	Preis DM / ÖS / SFr	ISBN
	Rettungsdienst	54,–/394,–/49,–	3-437-41120-9

aus der Reihe Gifx faden

Ex.	Titel	Preis DM / ÖS / SFr	ISBN
	Beatmung	24,80/181,–/23,–	3-437-51316-8
	Blaue Seiten	24,80/181,–/23,–	3-437-41276-0
	Chirurgische Operationen	24,80/181,–/23,–	3-437-51311-7
	Frakturen	24,80/181,–/23,–	3-437-51330-3
	Gefäßchirurgie	24,80/181,–/23,–	3-437-51466-0
	Herzrhythmusstörungen	24,80/181,–/23,–	3-437-41330-9
	Impfungen	24,80/181,–/23,–	3-437-21390-3
	Infusionspraxis	24,80/181,–/23,–	3-437-51321-4
	Interdisziplinäre Notfälle	24,80/181,–/23,–	3-437-41320-1
	Laborwerte	24,80/181,–/23,–	3-437-41300-7
	Medikamente in der Notfall- und Intensivmedizin	24,80/181,–/23,–	3-437-41710-X
	Medikamenten-Hitliste	24,80/181,–/23,–	3-437-41190-X
	Medikamentenprofile	24,80/181,–/23,–	3-437-41270-1

Datum / Unterschrift

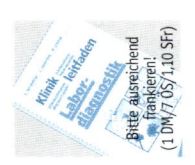

Bitte ausreichend frankieren!
(1 DM/7 ÖS/1,10 SFr)

Rückantwort

keine Buchhandlung bekannt, bitte einsenden an: SfG-Servicecenter Fachverlage, Holzwiesenstr. 2, D-72127 Kusterdingen

Meine Adresse

Fordern Sie weitere Informationen über unsere Reihen „Klinikleitfaden" und „Leitfaden" an

☐ Prospekt „In besten Händen" (kostenlos)

In besten Händen

3.6.2 ARDS (acute respiratory distress syndrome)

Patient 1

Situation
- 50 J., Z.n. Verkehrsunfall, Polytrauma, Aspiration, Massivtransfusion: jetzt ARDS mit bilateralen diffusen Infiltrationen im Rö-Thorax
- Eingestellte Beatmungsparameter: BIPAP 4 Sek. 30 mbar, 2 Sek. 5 mbar ($\rightarrow$ alveolärer Mitteldruck: 22 mbar), F_IO_2 1,0
- BGA: p_aO_2 150 mmHg, p_aCO_2 35 mmHg.

Problematik
- „Baby lung" (nur geringe alveoläre Austauschfläche)
- Inhomogene Lunge (geschädigte neben gesunden Alveolen)
- Baro- und Volutrauma, Entstehen eines intrinsic PEEP, Pneumothoraxgefahr
- O_2-Toxizität bei längerdauernder Beatmung mit hohem F_IO_2.

Behandlungsstrategie
- F_IO_2 > 0,6 vermeiden (angestrebter p_aO_2: 80–100 mmHg)
- Ggf. permissive Hyperkapnie
- Ggf. Patient mitatmen lassen (Zwerchfellatmung zur Verbesserung des Ventilations-/Perfusionsverhältnisses)
- Frühzeitige Tracheotomie erwägen, möglichst großen Innendurchmesser des Tubus oder der Trachealkanüle wählen
- Lagerungstherapie (Bauchlage).

Beatmungskonzept
Reduzieren des Atemwegsmitteldrucks (MAP) z.B. durch Änderung der BIPAP-Einstellung in: 3 Sek. 25 mbar, 3 Sek. 7 mbar $\rightarrow$ Atemwegsmitteldruck: 16 mbar $\rightarrow$ Reduktion des Atemwegsmitteldrucks um 6 mbar, aber auch Verminderung des Tidal- und Atemminutenvolumens $\rightarrow$ Anstieg des pCO_2. Nach erneuter BGA Anpassung des F_IO_2, so daß pO_2 80–100 mmHg.

3

Patient 2

Situation
- 50 J. ARDS, jetzt Z.n. Tracheotomie bei Langzeitbeatmung
- Eingestellte Beatmungsparameter: PCV, p_{max} 30 mbar, PEEP 5 mbar, I:E 1 : 1, F_lO_2 1,0
- BGA: p_aO_2 60 mmHg, p_aCO_2 40 mmHg (Entwicklung über Stunden bis Tage).

Problematik
Unzureichende Oxygenierung

Behandlungsstrategie
- Ausschluß Tubusfehllage, Pneumothorax, etc. (Auskultation, Perkussion, Rö-Thorax, evtl. CT-Thorax)
- Bronchoskopie mit ,,Bronchialtoilette" unter Sicht
- Restriktive Flüssigkeitsbilanzierung (ggf. Hämofiltration)
- Sofortige Lagerungsmaßnahmen (Bauchlage)
- Ggf. ECLA (frühzeitig Kontakt aufnehmen).

Beatmungskonzept
- Geeignete Beatmungsmodi: PCV, BIPAP
- ,,Open up the lung and keep the lung open" (Lachmann): atelektatische Alveolen wiedereröffnen, da eine Ventilation bei einer großen Anzahl atelektatischer Alveolen zu einer weiteren Schädigung von noch funktionstüchtigen Alveolen führt (Volutrauma)
- Methoden zur Wiedereröffnung atelektatischer Bezirke:
  - Lunge manuell blähen
  - Beatmungsdrücke (oberer und unterer Druck) schrittweise unter fortlaufender BGA-Kontrolle steigern, bis sich der Gasaustausch deutlich bessert. Sofortige Reduktion der Beatmungsdrücke, bis geringstmögliche Drücke erreicht werden. Ggf. ist ein erneutes Wiedereröffnen notwendig, wenn die kritischen Beatmungsdrücke unterschritten werden
- Gefahr eines Pneumothorax, daher hohe Beatmungsdrücke schnellstmöglich wieder reduzieren!

3.6.3 COPD (chronic obstructive pulmonary disease)

Patient 1

Situation
- 70 J., langjähriger Raucher mit chronischer Bronchitis; deutliches exspiratorisches Giemen
- Jetzt: V.a. Exazerbation mit Belastungsdyspnoe infolge Pneumonie; Pat. bewußtseinsklar
- BGA: p_aO_2 50 mmHg, p_aCO_2 40 mmHg

Problematik
- Partialinsuffizienz
- Rasche pulmonale Dekompensation
- Falls Intubation erforderlich, erschwertes Weaning zu erwarten
- Dyskrinie (zähflüssiges Sekret).

Behandlungsstrategie
- Beatmung nach Möglichkeit vermeiden!
- Breit wirksame Antibiotika, auch bei fehlendem Keimnachweis
- Sorgfältige Flüssigkeitsbilanzierung, ggf. Kreislaufunterstützung
- Kontinuierliche Überwachung gewährleisten
- Bronchospasmolytika
- Oberkörperhochlagerung
- „Trachealtoilette" häufig durchführen.

Beatmungskonzept
- Sauerstoffmaske
- Ggf. Masken-CPAP.

3

Patient 2

Situation
- 70 J., langjähriger Raucher, deutliches exspiratorisches Giemen, schwere COPD; jetzt: postoperativer Z.n. Hemikolektomie
- Beatmungsparameter: IPPV 1 : 2, AF 10/Min., F_IO_2 0,6, p_{max} 30 mbar, kein PEEP
- BGA: p_aO_2 100 mmHg, p_aCO_2 35 mmHg.

Problematik
- Auto-PEEP infolge erhöhter exspiratorischer Resistance (Exspirationszeit zu kurz)
- Erschwertes Weaning
- Hohe Inzidenz für Pneumonie, insbesondere bei längerer Beatmung.

Behandlungsstrategie
- Frühzeitige Extubation anstreben
- Niedrige p_aO_2 tolerieren (Pat. ist adaptiert), p_aO_2 60 mmHg ausreichend
- Sedativa minimieren (Pat. soll mitatmen), bei hohem Schmerzmittelbedarf ggf. Periduralkatheter legen
- Bronchospasmolytika
- „Trachealtoilette" häufig durchführen.

Beatmungskonzept
- Geeignete Beatmungsmodi: PCV, BIPAP oder ASB, ggf. SIMV (Spitzendruck begrenzen)
- Atemzeitverhältnis 1 : 2 oder 1 : 3
- PEEP bis 5 mbar (häufig besserer Gasaustausch ohne wesentliche Erhöhung des Gesamt-PEEP wegen Kompensation von Auto-PEEP
- F_IO_2 reduzieren
- Ausreichend Zeit für Exspiration lassen (insb. bei hoher Resistance und niedriger Compliance ist die erforderliche Zeit für die Entleerung der Lunge verlängert)
- Nach Extubation ggf. Masken-CPAP.

3

3.6.4 Kreislaufinsuffizienz

Situation
- 50 J., frischer Myokardinfarkt, schwere Linksherzinsuffizienz (Vorwärts- und Rückwärtsversagen), beatmet, hochdosierte Katecholamintherapie, dennoch RR_{syst} nur max. 100 mmHg
- Beatmungsparameter: SIMV 6, F_iO_2 0,3
- BGA: p_aO_2 100 mmHg, p_aCO_2 40 mmHg

Problematik
- Gefahr der Linksherzdekompensation nach Extubation (erhöhte linksventrikuläre Vorlast, kardiale Sauerstoff-Minderversorgung.

Behandlungsstrategie
- Keine Extubation!
- Atemarbeit abnehmen
- Ggf. minimale und vorsichtige Sedierung zur Tubustoleranz
- Primär Kreislaufstabilisierung anstreben.

Beatmungskonzept
- Beatmungsmodus zweitrangig, ggf. Pat. mitatmen lassen
- PEEP auf Kreislaufreaktion prüfen (reduziert linksventrikuläre Vorlast).

3

3.6.5   Isoliertes Schädel-Hirn-Trauma

Situation
- 35 J., männlich, Sturz aus großer Höhe, primär bewußtlos, intubiert und beatmet, SHT III°, subdurales Hämatom, keine Hirndrucksonde
- Beatmungsparameter: IPPV, AF 12/Min., AMV 9,6 l, kein PEEP, F_IO_2 0,6
- BGA: p_aO_2 200 mmHg, p_aCO_2 27 mmHg, pH 7,55.

Problematik
Hirndruck.

Behandlungsstrategie
- Hirndrucksonde legen lassen
- Kapnometrie obligatorisch
- Bei erhöhtem ICP neben neurochirurgischen Maßnahmen/Osmotherapie Hyperventilation durchführen (*cave:* keine pCO_2-Werte unter 30 mmHg, da Gefahr der zerebralen Minderperfusion)
- Moderater PEEP erwünscht (bessere Oxygenierung, Atelektasenschutz), ggf. verbesserter zerebral-venöser Abfluß
- Bis ein Hirndruck ausgeschlossen ist, Pat. sedieren, Beatmung erforderlich
- 15° bis max. 30° Oberkörperhochlagerung.

Beatmungskonzept
(bei erhöhtem ICP)
- Beatmungsmodus zweitrangig
- AMV reduzieren, bis p_aCO_2 30–35 mmHg
- PEEP 5–8 mbar (ggf. Katecholamine, Diuretika)
- F_IO_2 vorsichtig reduzieren (p_aO_2 100 mmHg anstreben, Werte unter 100 mmHg unbedingt vermeiden)
- Normoventilieren, wenn keine ICP-Erhöhung vorliegt. Hyperventilationseffekt ist ohnehin nur kurzfristig.

3.6.6 Polytrauma mit Schädel-Hirn-Trauma

Situation

18 J., männlich, Verkehrsunfall, primär ansprechbar, aber somnolent, starke Schmerzen, V.a. SHT, Mittelgesichtsfraktur, Rippenfraktur, Beckenfraktur, Oberschenkelfraktur li., stumpfes Bauchtrauma, nicht beatmet.

Problematik

- Aspirationsgefahr
- Pneumothoraxgefahr
- Fragliche Hypoventilation (somnolent, Schmerzen)
- Gefahr der Atemwegsverlegung durch Schwellung im Bereich Pharynx/Larynx infolge Mittelgesichtsfraktur
- Hoher Analgetikabedarf
- Umfangreiche Diagnostik, ggf. unverzügliche Operationen notwendig (Narkose unvermeidlich)
- Keine Lagerungsmöglichkeit (außer Drehbett mit Extension)
- Gefahr der Ausbildung eines ARDS.

Behandlungsstrategie

- Orale Intubation mit großlumigem Tubus (z.B. ID 8,0), evtl. frühzeitige Tracheotomie
- Sorgfältige Auskultation, bei V.a. Pneumothorax Bülau-Drainage vor oder nach Intubation
- Ausreichende Analgosedierung
- Bei V.a. Hirndruck Sonde legen lassen.

Beatmungskonzept (z.B. mit Oxylog oder Medumat)

- IPPV
- F_iO_2 1,0
- AF 12–14/Min., AMV 150 ml/kgKG (*cave:* hohe Beatmungsdrücke vermeiden)
- $p_{et}CO_2$ von ca. 35 mmHg anstreben
- PEEP bis 5 mbar.

3

3.6.7   Zentrale Atemlähmung/Langzeitbeatmung

Situation
- 65 J., weiblich, Z.n. Peritonitis, offene Spülbehandlung für eine Woche, großer Verbrauch von Analgosedativa (Fentanyl, Midazolam), jetzt Bauchverschluß, Weaning geplant
- Beatmungsparameter: SIMV 10, F_IO_2 0,3
- BGA: p_aO_2 90 mmHg, p_aCO_2 38 mmHg.

Problematik
- Atemmuskulatur nicht trainiert, Patient schnell erschöpft
- Entzugssymptomatik, Durchgangssyndrom bei Reduktion der Analgosedierung
- Neigung zu Tachypnoe im Weaning.

Behandlungsstrategie
- Beatmungsmodus SIMV, BIPAP oder ASB (AF > 30 vermeiden)
- Beatmungsdrücke niedrig halten
- Inspirationsflow individuell anpassen (wache Pat. bevorzugen hohe Inspirationsflows)
- Beatmung an den Bedarf des Patienten anpassen, nicht umgekehrt
- Analgosedierung schrittweise reduzieren, nicht schlagartig abschalten
- Tracheotomie erwägen
- Tag-Nachtrhythmus beachten (ggf. nachts Sedierung erhöhen)
- Unterstützungsbedarf häufig überprüfen. Auf klinische Zeichen der Erschöpfung achten (Tachypnoe, Unruhe, Schwitzen). Patient öfter befragen.
- Nach jedem Spontanatmungsversuch Erholung am Respirator, auch wenn Extubation geplant ist.

Beatmungskonzept
- Tagsüber (Patient wach): assistierte Beatmung (ASB 10 - 20 mbar oder SIMV 2–6/Min.); Spontanatmungsversuch, wenn Patient tracheotomiert
- Nachts (Patient schläft): Kontrollierte Beatmung (BIPAP, PCV 5, 20 - 25 mbar oder SIMV 8–10/Min.).

3

3.6.8 Pneumonie

Situation
- 75 J., weiblich, Temp. 38,0 °C, auskultatorisch Rasselgeräusche re. Unterfeld, V.a. Pneumonie nach Harnwegsinfekt. Im Rö-Thorax Infiltration/Verschattung re. Unterfeld. Kein Keimnachweis. Seit drei Tagen bei primär schwerer Partialinsuffizienz intubiert, oraler Tubus ID 6,5
- Beatmungsparameter: SIMV 8/Min., I:E 1 : 2, PEEP 5 mbar, F_IO_2 0,5
- BGA: p_aO_2 110 mmHg, p_aCO_2 32 mmHg.

Problematik
- Inhomogene Lunge mit Gefahr der Überblähung der gesunden Lungenareale
- Partialinsuffizienz
- Neigung zu Atelektasenbildung aufgrund Sekretverhalt.

Behandlungsstrategie
- Sedierung minimieren
- Eigenatmung unterstützen
- Extubation anstreben
- p_aO_2 von 70–90 mmHg anstreben
- Keimsuche (Bronchoskopie mit bronchoalveolärer Lavage)
- Breitwirksames Antibiotikum nach Versuch der Keimgewinnung, auch ohne Keimnachweis
- „Trachealtoilette" häufig durchführen
- Ggf. Sekretolytika
- Frühzeitig Mobilisation des Patienten.

Beatmungskonzept
- Beatmungsmodus PCV, BIPAP, SIMV oder ASB
- Beatmungsdrücke minimieren
- Umintubation auf großlumigen Tubus (Reduktion des Beatmungsdrucks, leichtere Entwöhnung, Möglichkeit der Bronchoskopie, bessere „Trachealtoilette")
- Ggf. nasotracheal umintubieren (im Wachzustand wird nasaler Tubus häufig besser toleriert)
- F_IO_2 reduzieren (0,3–0,4)
- Falls Extubation nicht möglich, Tracheotomie erwägen
- Nach Extubation ggf. Masken-CPAP.

3

3.6.9 Narkose bei laparoskopischer Cholecystektomie

Situation
- 60 J. weiblich, 168 cm, 90 kg, keine pulmonale Vorerkrankung
- Beatmungsparameter: IPPV, AMV 6,8 l, AF 10/Min., kein PEEP, I:E 1 : 2, p_{max} 38 mbar, F_IO_2 0,3
- BGA p_aO_2 70 mmHg, p_aCO_2 50 mmHg.

Problematik
- Hyperkapnie aufgrund abdominaler CO_2-Insufflation
- Hoher Beatmungsdruck aufgrund überblähtem Abdomen ($\rightarrow$ Höhertreten des Zwerchfells $\rightarrow$ Abnahme der Compliance)
- Oxygenation eingeschränkt insbesondere bei Pat. mit Adipositas permagna oder Lungenerkrankungen
- Kreislaufveränderungen durch extreme Lagerungen.

Behandlungsstrategie
- F_IO_2 ggf. anpassen
- Atemfrequenz > 10/Min.
- Ggf. I:E 1 : 1
- PEEP mindestens 5 mbar
- Beatmungsdrücke begrenzen (ca. 35 mbar)
- Ausreichende Relaxierung (Nervenstimulator)
- Wenn Operateur einverstanden, Oberkörperhochlagerung.

Beatmungskonzept
- F_IO_2 0,5
- AF 12–14/Min.
- I:E 1 : 1
- PEEP 7 mbar.

3

3.7 Kurzbedienungsanleitungen

Die folgenden Kurzbedienungsanleitungen, in denen keine Einzelheiten und Warnhinweise enthalten sind, ersetzen nicht die Gebrauchsanweisungen des Herstellers, sondern sollen lediglich einen groben Einblick in die Bedienung der Beatmungsgeräte geben.

Immer die Alarmgrenzen einstellen und individuell am jeweiligen Pat. orientieren!

3.7.1 Kreissystem 9 (Dräger)

Charakteristik: Rückatemsystem mit CO_2-Absorption und Frischgaszufuhr für Spontanatmung und Handbeatmung (automatische, druckbegrenzte Beatmung nur in Zusammenhang mit einem Narkosebeatmungsgerät, z.B. Sulla 909 V).
Ventilationsformen: Spontanatmung, Handbeatmung.

3

Gerätebedienung

Spontanatmung
- Betriebsart einstellen: Hebel des Druckbegrenzungsventils auf *SPONT* umlegen → Ventil ist offen, unabhängig von der eingestellten Druckbegrenzung → im Kreissystem kann sich kein Druck aufbauen
- Frischgas so ausreichend dosieren, daß der Atembeutel am Kreissystem gefüllt ist.

Handbeatmung
- Betriebsart einstellen: Hebel des Druckbegrenzungsventils auf *MAN* umlegen
- Die gewünschte Druckbegrenzung (max. 70 mbar) einstellen: Hebel drehen und Wert an der Skala einstellen
- Frischgas so ausreichend dosieren, daß der Atembeutel am Kreissystem gefüllt ist.

3.7.2   KION (Siemens)

Charakteristik:
Narkosebeatmungsgerät.

Ventilationsformen:
Volumenkontrollierte
Beatmung, Handbeatmung,
Spontanatmung.

Gerätebedienung

Volumenkontrollierte Beatmung
- Haupteinstellungen:
  Kreissystem,
  Volumenkontrolliert
- Frischgaseinstellungen:
  O₂/Luft oder
  O₂/N₂O, O₂-Konz. %,
  Frischgas l/Min.
- Ventilationsein-
  stellungen:
  Volumen, CMV-Freq./
  Min, Trigger Empfind-
  lichkeit, PEEP, I:E.

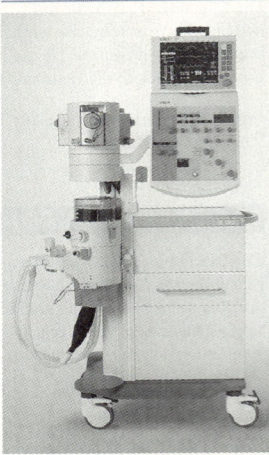

Abb. 3.1: Beatmungsgerät KION®

Handbeatmung
- Haupteinstellungen: **Kreissystem, Manuell**
- Frischgaseinstellungen: **O2/Luft** oder **O2/N2O, O2-Konz. %,**
  Frischgas l/min
- Ventilationseinstellungen: **Volumen, PEEP**
- Atemwegsdruckgrenze-Ventil (APL-Ventil) einstellen (max.
  90 mbar).

3

3.7.3 Julian (Dräger)

Charakteristik:
Narkosebeatmungsgerät.

Ventilationsformen:
Volumenkontrollierte Ventilation, Druckkontrollierte Ventilation, Spontanatmung, Handbeatmung.

Gerätebedienung

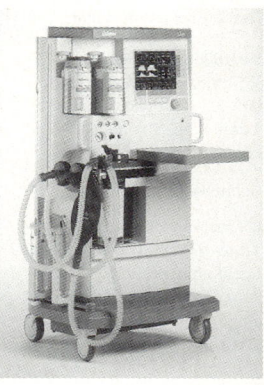

- Trägergas wählen: *N2O* oder *AIR* drücken, mit Drehknopf bestätigen (drücken)
- O_2-Konzentration einstellen: *O2 %* drücken, O_2-Konz. mit Drehknopf einstellen und bestätigen (drücken)
- Frischgasflow einstellen: *L/min* drücken, Frisch-

Abb. 3.2: Beatmungsgerät Julian®

gasflow mit Drehknopf einstellen und bestätigen (drücken).

Volumenkontrollierte Beatmung

IPPV starten: *IPPV* drücken, mit Drehknopf bestätigen (drücken). Die voreingestellten sechs Beatmungsparameter (Druckbegrenzung P_{max}, Tidalvolumen V_T, Frequenz *Freq.*, Atemzeitverhältnis T_I:T_E, Pausenzeit T_{IP}:T_I, *PEEP*) ggf. ändern: Bildschirmtaste des jeweiligen Beatmungsparameters drücken, Parameter mit Drehknopf einstellen und bestätigen (drücken).

Handbeatmung

- Am Druckbegrenzungsventil Hebel auf *MAN* umlegen und gewünschten Atemwegsdruck (max. 70 mbar) einstellen
- Taste *MAN/SPONT* drücken, mit Drehknopf bestätigen (drücken).

3

3.7.4   Cicero EM (Dräger)

Charakteristik:
Narkosebeatmungsgerät.

Ventilationsformen:
Volumenkontrollierte Ventilation, Druckkontrollierte Ventilation, Spontanatmung, Handbeatmung, SIMV.

Gerätebedienung

Volumenkontrollierte Beatmung
Taste ***IPPV*** drücken, mit Drehknopf bestätigen (drücken). Die voreingestellten Beatmungsparameter (Druckbegrenzung P_{max}, Tidalvolumen V_T, Frequenz ***Freq.***, Atemzeitverhältnis $T_I{:}T_E$, Pausenzeit $T_{IP}{:}T_I$, ***PEEP***) ggf. ändern: Bildschirmtaste des jeweiligen Beatmungsparameters drücken, Parameter mit Drehknopf einstellen und bestätigen (drücken)

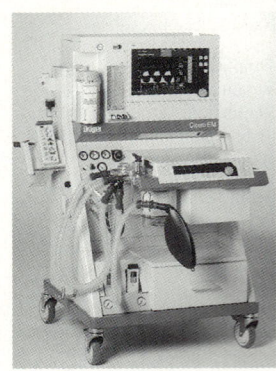

Abb. 3.3:
Beatmungsgerät Cicero® EM

Frischgas mit Dosierventilen einstellen.

Handbeatmung

• Taste ***MAN SPONT*** mindestens 1 Sek. gedrückt halten
• Am Druckbegrenzungsventil Hebel auf ***MAN*** umlegen und gewünschten Atemwegsdruck (max. 70 mbar) einstellen
• Frischgas mit Dosierventilen einstellen.

3.7.5　Ventilator 7900 (Ohmeda)

Charakteristik: Narkosebeatmungsgerät.
Ventilationsformen: Volumenkontrollierte Ventilation, Druckkontrollierte Ventilation.

Gerätebedienung

Volumenkontrollierte Beatmung
- Menü-Auswahltaste drücken
- Im Hauptmenü durch drehen des Einstellknopfs das Menü *2. Beatmungseinstellung* wählen und die Wahl durch Drücken des Einstellknopfs bestätigen
- Den Einstellknopf drehen, bis *Beatmungsmodus* umrahmt wird. Zur Anzeige des Modus-Menüs den Einstellknopf drücken
- Modus *Vol.Kontrolle* auswählen und durch Drücken des Einstellknopfs bestätigen
- Durch Drehen des Einstellknopfs die Menüoption *Inspirationspause* wählen
- Durch Drehen des Knopfes die Inspirationspause als Prozentsatz der Inspirationszeit einstellen oder die Inspirationspause ausschalten. Zur Bestätigung den Knopf drücken
- Zur Menüoption *Beatmungssystem* gehen und *Standardkreis* auswählen
- *Zum Hauptmenü* wählen und dort *Zum Kurven-Display* anwählen
- Für die Einstellung der Parameter V_T, *Frequenz, I:E, P*$_{max}$ und *PEEP* die jeweilige Auswahltaste drücken, mit dem Einstellknopf den angezeigten Wert ändern und durch Drücken des Knopfes die neue Einstellung bestätigen
- Frischgasflow einstellen.

3

3.7.6   AS/3 ADU (Datex-Engström)

Charakteristik:
Narkosebeatmungsgerät.

Ventilationsformen:
Volumenkontrollierte
Ventilation, Druckkontrol-
lierte Ventilation, Spontan-
atmung, Handbeatmung,
SIMV.

Gerätebedienung

**Volumenkontrollierte Beat-
mung**
- Betriebsartenumschalter
  auf *Auto* stellen
- Im Ventilator-Einstell-
  feld die Taste *Ventilator*
  drücken, Stellrad drehen
  zum Wählen der Ventilationsform *Volume* unter *Mo-
  dus* und anschließend Stellrad drücken zum Bestätigen

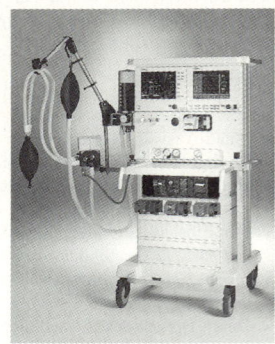

Abb. 3.4:
Beatmungsgerät AS/3 ADU®

- Für die Einstellung der Parameter *Tidalvolumen, Resp. Freq., I:E
  Verhält.* und *PEEP* die jeweilige Auswahltaste drücken, mit dem
  Stellrad den angezeigten Wert ändern und durch Drücken des
  Stellrades die neue Einstellung bestätigen
- Die Inspirationspauseneinstellung kann im Untermenü *Optionen*
  des Menüs *Ventilator* vorgenommen werden
- Frischgasflow mittels Regler einstellen.

Handbeatmung:
- Betriebsartenumschalter auf *Man/Spont.* stellen
- Druckbegrenzungsventil auf den gewünschten Druck einstellen
- Frischgasflow mittels Regler einstellen.

3

3.7.7   Physioflex (Dräger)

Charakteristik: Rückkopplungsgesteuertes geschlossenes Narkosebeatmungsgerät.

Ventilationsformen: Volumenkontrollierte Beatmung, Handbeatmung.

Gerätebedienung

Volumenkontrollierte Beatmung

- Beatmungsumschaltungsgriff hineinschieben ($\rightarrow$ automatische Beatmung)
- Folgende Parameter mittels Kursortasten eingeben und jeweils mit der Taste *OK* bestätigen: **Geschl.** (Geschlecht), *Alter, Gewicht, Tidal Volume, Freq., Minute Volume,* $\dot{V}$, *I/E, PEEP, Trägergas,* O_2 *(%), volatiles Anästhetikum*

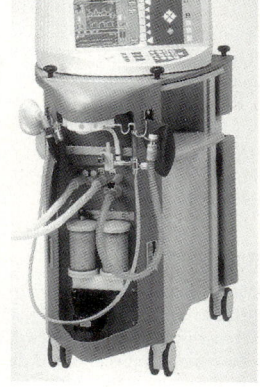

Abb. 3.5:
Beatmungsgerät Physioflex®

- Nach den Textblöcken „Physioflex stellt sich jetzt auf die Patientendaten ein" und „System startbereit. START drücken um zu beginnen" *START* drücken.

Handbeatmung

- Handbeatmungsgriff herausziehen
- Die unterste der vier festen Funktionstasten drücken $\rightarrow$ Handbeatmungsbeutel wird mit Raumluft gefüllt.

3.7.8   Evita 4 (Dräger)

Charakteristik:
Intensivtherapie-
beatmungsgerät

Ventilationsformen:
Volumenkontrollierte Be-
atmung, Druckkontrollier-
te Beatmung (Autoflow®),
Drucklimitierte Beatmung,
SIMV, Druckunterstüt-
zung, BIPAP, APRV,
MMV, Seufzerbeatmung.

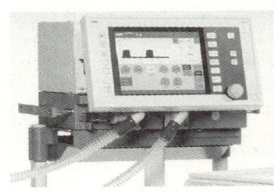

Abb. 3.6: Beatmungsgerät Evita 4®

Gerätebedienung

3

Volumenkontrollierte Beatmung
- Bildschirmtaste *IPPV* antippen
- Bildschirmeinstellknopf jeweils antippen, Wert durch Drehen des Drehknopfes einstellen und durch Drücken bestätigen für folgende Beatmungsparameter: V_T, *Flow, f, T_{insp}, O_2 und PEEP*
- Bildschirmtaste *Erweit. Einstell.* und dann Taste *Flowtrigger* antippen. Einstellknopf *Flow*$_{Trig}$ antippen, Wert durch Drehen des Drehknopfes einstellen und durch Drücken bestätigen.

SIMV
- Bildschirmtaste *SIMV* antippen
- Bildschirmeinstellknopf jeweils antippen, Wert durch Drehen des Drehknopfes einstellen und durch Drücken bestätigen für folgende Beatmungsparameter: V_T, *Flow*, *f*, T_{insp}, O_2, *PEEP*, P_{ASB} und Λ (Druckanstiegszeit)
- Bildschirmtaste *Erweit. Einstell.* und dann Taste *Flowtrigger* antippen. Einstellknopf *Flow*$_{Trig}$ antippen, Wert durch Drehen des Drehknopfes einstellen und durch Drücken bestätigen.

Inspiratorische Druckunterstützung
- Bildschirmtaste *ASB* antippen
- Bildschirmeinstellknopf jeweils antippen, Wert durch Drehen des Drehknopfes einstellen und durch Drücken bestätigen für folgende Beatmungsparameter: O_2, *PEEP*, und P_{ASB} und Λ (Druckanstiegszeit)

- Bildschirmtaste *Erweit. Einstell.* und dann Taste *Flowtrigger* antippen. Einstellknopf *Flow*$_{Trig}$ antippen, Wert durch Drehen des Drehknopfes einstellen und durch Drücken bestätigen.

CPAP
- Bildschirmtaste *ASB* antippen
- Bildschirmeinstellknopf jeweils antippen, Wert durch Drehen des Drehknopfes einstellen und durch Drücken bestätigen für folgende Beatmungsparameter: O_2, *PEEP*, und P_{ASB} und Λ (Druckanstiegszeit)
- Bildschirmtaste *Erweit. Einstell.* und dann Taste *Flowtrigger* antippen. Einstellknopf *Flow*$_{Trig}$ antippen, Wert durch Drehen des Drehknopfes einstellen und durch Drücken bestätigen.

BIPAP
- Bildschirmtaste *BIPAP* antippen
- Bildschirmeinstellknopf jeweils antippen, Wert durch Drehen des Drehknopfes einstellen und durch Drücken bestätigen für folgende Beatmungsparameter: P_{insp}, f, T_{insp}, O_2, *PEEP*, P_{ASB} und Λ (Druckanstiegszeit)
- Bildschirmtaste *Erweit. Einstell.* und dann Taste *Flowtrigger* antippen. Einstellknopf *Flow*$_{Trig}$ antippen, Wert durch Drehen des Drehknopfes einstellen und durch Drücken bestätigen.

3

3.7.9   Servo Ventilator 300A (Siemens)

Charakteristik:
Intensivtherapie-
beatmungsgerät.

Ventilationsformen:
Volumenkontrollierte,
druckkontrollierte, druckre-
gulierte-volumenkontrollie
rte, volumenunterstützte Beatmung, SIMV, Druckunter-
stützung, CPAP, Automode.

Gerätebedienung

Volumenkontrollierte Beatmung
- Patienten-Typ   wählen:
  Erwachsene, Kinder oder
  Neugeborene
- ***Obere Druckgrenze*** fest-
  legen
- ***PEEP*** einstellen
- ***Trig. Empfindl. Niveau
  unter PEEP***
  bestimmen
- ***CMV Freq. min-1*** wählen
- ***Insp.-Dauer %*** festlegen
- ***Pausendauer*** wählen
- ***Insp. Anstiegszeit %*** einstellen
- ***Volumen*** wählen
- ***O2-Konz. %*** festlegen
- Ggf. ***Automode Ein***schalten.

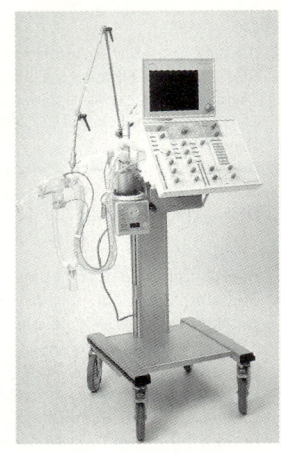

Abb. 3.7: Beatmungsgerät
Servo Ventilator 300A®

SIMV (VC)
- Patienten-Typ wählen: ***Erwachsene, Kinder*** oder ***Neugeborene***
- ***Obere Druckgrenze*** festlegen
- ***PEEP*** einstellen
- ***Trig. Empfindl. Niveau unter PEEP*** bestimmen
- ***CMV Freq. min-1*** wählen
- ***Insp.-Dauer %*** festlegen
- ***Pausendauer*** wählen
- ***Insp. Anstiegszeit %*** einstellen

3

- *SIMV Freq. min-1*
- *Volumen* wählen
- *O2-Konz. %* festlegen.

Inspiratorische Druckunterstützung
- Patienten-Typ wählen: *Erwachsene, Kinder* oder *Neugeborene*
- *Obere Druckgrenze* festlegen
- *Druckunterstützt Niveau über PEEP* wählen
- *PEEP* einstellen
- *Trig. Empfindl. Niveau unter PEEP* bestimmen
- *CMV Freq. min-1* wählen
- *Insp. Anstiegszeit %* einstellen
- *O2-Konz. %* festlegen.

CPAP
- Patienten-Typ wählen: *Erwachsene, Kinder* oder *Neugeborene*
- *Obere Druckgrenze* festlegen
- *Druckunterstützt Niveau über PEEP* wählen
- *PEEP* einstellen
- *Trig. Empfindl. Niveau unter PEEP* bestimmen
- *CMV Freq. min-1* wählen
- *Insp. Anstiegszeit %* einstellen
- *O2-Konz. %* festlegen.

3

Druckregulierte-volumenkontrollierte Beatmung
- Patienten-Typ wählen: *Erwachsene, Kinder* oder *Neugeborene*
- *Obere Druckgrenze* festlegen
- *PEEP* einstellen
- *Trig. Empfindl. Niveau unter PEEP* bestimmen
- *CMV Freq. min-1* wählen
- *Insp.-Dauer %* festlegen
- *Insp. Anstiegszeit %* einstellen
- *Volumen* wählen
- *O2-Konz. %* festlegen
- Ggf. *Automode Ein*schalten.

3.7.10 740 Ventilator System (Nellcor Puritan Bennett)

Charakteristik:
Intensivtherapie-
beatmungsgerät.

Ventilationsformen: Volu-
menkontrollierte Beatmung,
SIMV, Druckunterstützung,
CPAP, Apnoe-Beatmung.

Gerätebedienung

Volumenkontrollierte Beatmung
- Im Bedienfeld **RESPI-RATOR EINSTELLUN-GEN** die Taste **KON-TROL. / ASSIST.** drücken
- Taste **VCV** drücken
- Nacheinander die Tasten, deren Anzeigenleuchten blinken betätigen und ge-wünschte Einstellung mit dem Drehknopf vorneh-men:
FREQUENZ, HUBVO-LUMEN, PEAK FLOW, PLATEAU (s)
sowie **PEEP/CPAP, FLOWTRIGGER (L/min)** und % O_2. Wert jeweils mit **EINGABE** bestätigen.

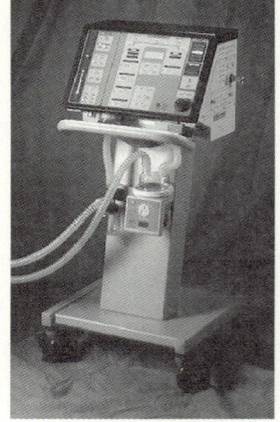

Abb. 3.8: Beatmungsgerät 740 Ventilator System®

SIMV
- Im Bedienfeld **RESPIRATOR EINSTELLUNGEN** die Taste **SIMV** drücken
- Nacheinander die Tasten, deren Anzeigenleuchten blinken, betä-tigen und gewünschte Einstellung mit dem Drehknopf vorneh-men: **FREQUENZ, HUBVOLUMEN, PEAK FLOW, PLA-TEAU (s)** sowie **PEEP/CPAP, FLOWTRIGGER (L/min)** und % O_2. Wert jeweils mit **EINGABE** bestätigen.

Inspiratorische Druckunterstützung
- Im Bedienfeld **RESPIRATOR EINSTELLUNGEN** die Taste **SPONTAN** drücken

3

- Taste *ASB* drücken
- Nacheinander die Tasten, deren Anzeigenleuchten blinken, betätigen und gewünschte Einstellung mit dem Drehknopf vornehmen: *ASB/DRUCK* sowie *PEEP/CPAP, FLOWTRIGGER (L/min) und % O$_2$*. Wert jeweils mit *EINGABE* bestätigen.

CPAP

- Im Bedienfeld *RESPIRATOR EINSTELLUNGEN* die Taste *SPONTAN* drücken
- Taste *ASB* drücken
- Nacheinander die Tasten, deren Anzeigenleuchten blinken, betätigen und gewünschte Einstellung mit dem Drehknopf vornehmen: *ASB/DRUCK* sowie *PEEP/CPAP, FLOWTRIGGER (L/min)* und *% O$_2$*. Wert jeweils mit *EINGABE* bestätigen.

3

3.7.11 Galileo (Hamilton Medical)

Charakteristik:
Intensivtherapie-
beatmungsgerät.

Ventilationsformen:
Volumenkontrollierte Beat-
mung, druckkontrollierte
Beatmung, SIMV, Druck-
unterstützung, CPAP, ASV,
Seufzer-Beatmung, Apnoe-
Ventilation.

Gerätebedienung

Volumenkontrollierte Beatmung

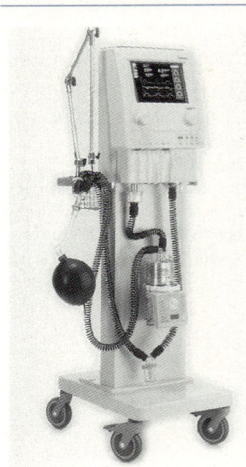

- Durch Drehen des rechten
  Steuerungsknopfes *Mo-
  dus* anwählen und durch
  Drücken bestätigen
- Im Bildschirmfeld *Beat-
  mungsmodus* das Feld
  (S)CMV anwählen und
  bestätigen

Abb. 3.9: Beatmungsgerät Galileo®

- Im Bildschirmfeld *Para-
  meter* die Punkte *Frequenz , V_T, PEEP/CPAP, Sauerstoff, I:E,
  Plateau/Tip, P_{tr}/V_{tr}* und *Flow-P* mit rechtem Steuerungsknopf
  anwählen, einstellen und bestätigen
- Einstellungen durch Anwahl und Bestätigung des Feldes *Bestätigen* aktivieren.

SIMV

- Durch Drehen des rechten Steuerungsknopfes *Modus* anwählen
  und durch Drücken bestätigen
- Im Bildschirmfeld *Beatmungsmodus* das Feld *SIMV* anwählen
  und bestätigen
- Im Bildschirmfeld *Parameter* die Punkte *Frequenz, V_T,
  PEEP/CPAP, Sauerstoff, I:E, $T_I / \%T_I$, P_{tr}/V_{tr}, P_{Insp}, Flow-P,
  P_{Rampe}* und *ETS* mit rechtem Steuerungsknopf anwählen, einstellen und bestätigen

- Einstellungen durch Anwahl und Bestätigung des Feldes *Bestätigen* aktivieren.

Inspiratorische Druckunterstützung
- Durch Drehen des rechten Steuerungsknopfes *Modus* anwählen und durch Drücken bestätigen
- Im Bildschirmfeld *Beatmungsmodus* das Feld *SPONT* anwählen und bestätigen
- Im Bildschirmfeld *Parameter* die Punkte P_{Insp}, *PEEP/CPAP*, *Sauerstoff*, P_{tr}/V_{tr}, P_{Rampe} und *ETS* mit rechtem Steuerungsknopf anwählen, einstellen und bestätigen
- Einstellungen durch Anwahl und Bestätigung des Feldes *Bestätigen* aktivieren.

CPAP
- Durch Drehen des rechten Steuerungsknopfes *Modus* anwählen und durch Drücken bestätigen
- Im Bildschirmfeld *Beatmungsmodus* das Feld *SPONT* anwählen und bestätigen
- Im Bildschirmfeld *Parameter* die Punkte P_{Insp}, *PEEP/CPAP*, *Sauerstoff*, P_{tr}/V_{tr}, P_{Rampe} und *ETS* mit rechtem Steuerungsknopf anwählen, einstellen und bestätigen
- Einstellungen durch Anwahl und Bestätigung des Feldes *Bestätigen* aktivieren.

ASV
- Durch Drehen des rechten Steuerungsknopfes *Modus* anwählen und durch Drücken bestätigen
- Im Bildschirmfeld *Beatmungsmodus* das Feld *ASV* anwählen und bestätigen
- Im Bildschirmfeld *Parameter* die Punkte *%MinVol*, *PEEP/CPAP*, *Sauerstoff*, *KGewicht*, P_{tr}/V_{tr}, P_{Rampe} und *ETS* mit rechtem Steuerungsknopf anwählen, einstellen und bestätigen
- Einstellungen durch Anwahl und Bestätigung des Feldes *Bestätigen* aktivieren.

3

3.7.12 Babylog 8000 plus (Dräger)

Charakteristik: Intensivtherapiebeatmungsgerät für Neonaten, Säuglinge und Kinder bis zu einem KG von 20 kg.

Ventilationsformen: Flowkontrollierte Beatmung, SIMV, Druckunterstützung, CPAP, HFV (in Kombination mit IMV oder CPAP).

Gerätebedienung

Flowkontrollierte Beatmung

- Auf dem Einstellfeld Taste *Vent. Mode* drücken
- Auf dem Anzeigenfeld Taste *IPPV/IMV* drücken
- Vor der Konnektion des Beatmungsgerätes mit dem Pat. mit den Drehknöpfen *Insp. Flow* $\dot{V}$, P_{Insp}, *PEEP*, O_2-Vol%, *TI* und *TE* das gewünschte Beatmungsmuster, die Frequenz und die Sauerstoffkonzentration patientenspezifisch einstellen.

SIMV

- Auf dem Einstellfeld Taste *Vent. Mode* drücken
- Auf dem Anzeigenfeld Taste *SIMV* drücken
- Mit den Tasten + oder - das Triggervolumen (Triggerempfindlichkeit) einstellen
- Taste *Ein* drücken
- Vor der Konnektion des Beatmunggsgerätes mit dem Pat. mit den Drehknöpfen *Insp. Flow* $\dot{V}$, P_{Insp}, *PEEP*, O_2-Vol%, *TI* und *TE* das gewünschte Beatmungsmuster, die Frequenz und die Sauerstoffkonzentration patientenspezifisch einstellen.

Inspiratorische Druckunterstützung

- Auf dem Einstellfeld Taste *Vent. Mode* drücken
- Auf dem Anzeigenfeld Taste *PSV* drücken
- Taste *Ein* drücken
- Vor der Konnektion des Beatmunggsgerätes mit dem Pat. mit den Drehknöpfen *Insp. Flow* $\dot{V}$, P_{Insp}, *PEEP und* O_2-Vol% das gewünschte Beatmungsmuster und die Sauerstoffkonzentration patientenspezifisch einstellen
- Mit der Taste *TI* die maximal zulässige Inspirationszeit einstellen
- Mit der Taste *TE* die Frequenz der Hintergrundbeatmung einstellen
- Mit den Tasten + oder - das Triggervolumen (Triggerempfindlichkeit) einstellen.

3

CPAP
- Auf dem Einstellfeld Taste *Vent. Mode* drücken
- Auf dem Anzeigenfeld Taste *CPAP* drücken
- Taste *Ein* drücken
- Vor der Konnektion des Beatmunggsgerätes mit dem Pat. mit den Drehknöpfen *PEEP/CPAP, Insp. Flow* $\dot{V}$, *O_2-Vol%* das gewünschte CPAP-Niveau, den Flow und die Sauerstoffkonzentration patientenspezifisch einstellen.

3

3.7.13   CF 800 (Dräger)

Charakteristik:
CPAP-Therapiegerät
(„high flow").

Ventilationsformen: CPAP.

Gerätebedienung

CPAP
- Mit den Dosierventilen einen Gesamtflow (Sauerstoff und Luft) einstellen, der ca. dem 2–3fachen Minutenvolumen entspricht (Erwachsene ca. 30 l/Min.)
- Sauerstoffkonzentration über das Verhältnis der Flowmengen von Sauerstoff und Luft einstellen (☞ Tabelle 3.2)
- Den gewünschten PEEP am PEEP-Ventil einstellen.

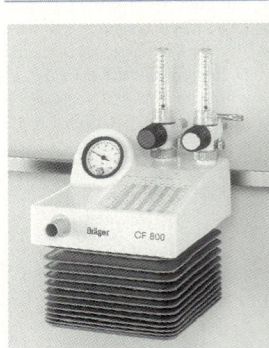

Abb. 3.10: Beatmungsgerät CF 800®

3

Tab. 3.2: Mischtabelle für Sauerstoff und Luft.									
O₂-Vol.%	Flow [l/Min.]								
	15		20		30		40		50	

O₂-Vol.%	O₂	Air	O₂	Air	O₂	Air	O₂	Air	O₂	Air
21	0	15	0	20	0	30	0	max	0	max
30	2	13	2	18	3	27				
40	4	11	5	15	7	23	10	30		
50	6	9	7	13	11	19	15	25	18	32
60	7	8	10	10	15	15	20	20	25	15
70	9	6	12	8	19	11	25	15	31	19
80	11	4	15	5	22	8	30	10		
90	13	2	17	3	26	4				
100	15	0	20	0	30	0	max	0	max	0

3.7.14   EV 801 (Dräger)

Charakteristik:
Heimbeatmungsgerät.

Ventilationsformen:
Volumenkontrollierte Beatmung, SIMV, druckgesteuerte und drucküberwachte Beatmung.

Gerätebedienung

Volumenkontrollierte Beatmung
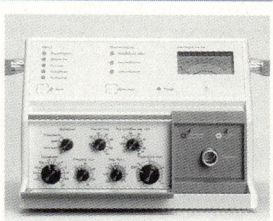

Abb. 3.11: Beatmungsgerät EV 801®

- Betriebsartschalter auf *IPPV-Assist.* stellen
- Tidalvolumen eingeben: Knopf *Hubvolumen* gedrückt halten und drehen
- *Frequenz* eingeben
- *Insp. Zeit* eingeben
- *Triggerdruck* einstellen.

SIMV
- Betriebsartschalter auf *SIMV* stellen
- Tidalvolumen eingeben: Knopf *Hubvolumen* gedrückt halten und drehen
- SIMV-*Frequenz* eingeben
- *Insp. Zeit* eingeben
- *Triggerdruck* einstellen.

3

3.7.15 Oxylog 2000 (Dräger)

Charakteristik: Notfallbeatmungsgerät.

Ventilationsformen: Volu-
menkontrollierte Beatmung,
SIMV, CPAP.

Gerätebedienung

Volumenkontrollierte Beatmung:

- Schalter für Beatmungs-
  formen auf *IPPV* stellen
- Beatmungsfrequenz und
  Tidalvolumen mittels der
  Drehknöpfe *Freq.* und V_T
  einstellen

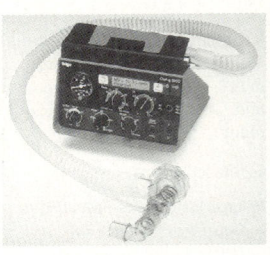

Abb. 3.12:
Beatmungsgerät Oxylog 2000®

- Drehknopf T_I:T_E auf das
  gewünschte I:E-Verhältnis einstellen
- Druckbegrenzung mittels Drehknopf P_{max} vorgeben
- Mit Drehknopf *PEEP* den gewünschten PEEP-Wert einstellen
- Sauerstoffkonzentration einstellen: *Air Mix* (F_IO_2 0,61) oder *No
  Air Mix* (F_IO_2 1,0)
- Sauerstoffflaschenventil öffnen und Hauptschalter auf *I* stellen.

3

3.7.16   Medumat Standard (Weinmann)

Charakteristik:
Notfallbeatmungsgerät.

Ventilationsformen:
Volumenkontrollierte
Beatmung.

Gerätebedienung

Volumenkontrollierte Beatmung:

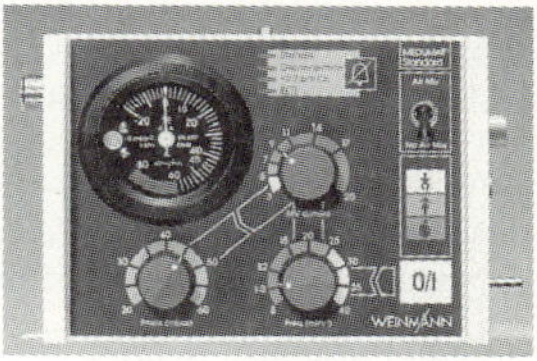

Abb. 3.13: Beatmungsgerät
Medumat Standard®

- Sauerstoffkonzentration
  einstellen: *Air Mix* (F_IO_2
  0,61) oder *No Air Mix*
  (F_IO_2 1,0)
- Frequenz mittels Drehknopf *Freq.(min⁻¹)* einstellen
- Minutenvolumen mittels Drehknopf *MV (l/min)* wählen
- Drucklimit mittels Drehknopf p_{max}*(mbar)* vorgeben
- Sauerstoffflaschenventil öffnen und Ein-/Ausschalter *O/I* drücken.

3

3.8 Medizinproduktegesetz

Das Medizinproduktegesetz (MPG) ist zum 1.1.1995 in Kraft getreten und hat die Medizingeräteverordnung (MedGV) bzw. entsprechende Übergangsregelungen abgelöst. Detaillierte Regelungen sind in einer Betreiberverordnung für Medizinprodukte festgelegt worden. Im Gegensatz zur MedGV werden Zuwiderhandlungen im MPG und in der Betreiberverordnung mit erheblichen Straftatbeständen und Ordnungswidrigkeiten belegt, die den Betreiber und insbesondere den Anwender betreffen.

Begriffsdefinitionen
• Betreiber: Krankenhausträger, vertreten durch den Verwaltungsdirektor
• Anwender: Person aus dem ärztlichen oder pflegerischen Bereich, die ein Medizinprodukt am Patienten einsetzt
• Nichtaktives Medizinprodukt: z.B. Beatmungsfilter
• Aktives Medizinprodukt: z.B. Narkose- und Beatmungsgeräte.

3

3.8.1 Wichtige Bestimmungen des MPG

§4 Abs. 1 MPG

Verbot, ein Medizinprodukt zu betreiben oder anzuwenden, bei
• begründetem Verdacht auf Gefährdung von Sicherheit und Gesundheit der Patienten, Anwender oder Dritter über ein nach Erkenntnissen der medizinischen Wissenschaften vertretbares Maß hinaus bei sachgemäßer Anwendung, Instandhaltung und zweckentsprechender Verwendung
• Ablauf des Verfalldatums.

Das vorgesehene Strafmaß beträgt bei „Anwendung bei begründetem Verdacht" eine Freiheitsstrafe bis zu 3 Jahren oder Geldstrafe bis zu 180 Tagessätzen (1 Tagessatz = 1/30 des Netto-Monatslohns) bzw. in besonders schweren Fällen eine Mindeststrafe von 1–5 Jahren. Bei „Nichtbeachtung des Verfalldatums durch den Anwender" handelt es sich um eine Ordnungswidrigkeit, die mit einer Geldstrafe bis zu 50.000 DM geahndet werden kann.

Problematik

- Wer ist in der Lage bzw. befugt, einen „begründeten Verdacht auf Gefährdung" zu untersuchen bzw. zu begründen, daß die Gefährdung ein vertretbares Maß übersteigt?
- Wie erhält jeder potentielle Anwender die entsprechenden Informationen?
- Begründen bereits zufällige Hinweise und Bemerkungen (z.B. von Kollegen oder auf Kongressen) ein Anwendungsverbot?
- Sind vage Äußerungen im klinischen Alltag wie „mit dem Gerät gibt es immer Probleme" bereits ausreichend für ein Anwendungsverbot?

Empfehlungen

- Bis zum Inkrafttreten eindeutiger Regelungen und zur Vermeidung persönlicher strafrechtlicher Konsequenzen sollte jeder Anwender bereits bei Hinweisen auf mögliche Gefährdungen aus dem Kollegenkreis und der Fachliteratur die Anwendung des entsprechenden Medizinproduktes unterlassen
- Die Lagerbestände (z.B. von Sterilwasser) müssen insbesondere auf den Stationen in kurzfristigen Abständen kontrolliert werden
- Auch Sterilwasser mit kurzfristig abgelaufenem Verfalldatum nicht mehr verwenden.

3

§22 und 23 MPG

Aktive und nichtaktive und Medizinprodukte dürfen

- Satz 1: Nur ihrer Zweckbestimmung entsprechend, nach den Vorschriften des MPG und den dazu erlassenen Rechtsverordnungen, den allgemein anerkannten Regeln der Technik sowie den Arbeitsschutz- und Unfallverhütungsvorschriften (z.B. „Unfallverhütungsvorschrift über den Umgang mit Sauerstoff") betrieben und angewendet werden
- Satz 2: Nicht betrieben und angewendet werden, wenn sie Mängel aufweisen, durch die Patienten, Beschäftigte oder Dritte gefährdet werden können
- Satz 3: Nur von Personen angewendet werden, die aufgrund ihrer Ausbildung oder Kenntnisse und praktischen Erfahrungen die Gewähr für eine sachgerechte Handhabung bieten.

Kommentar

Satz 1: Diese Vorschrift beinhaltet z.B. auch, daß für Beatmungsgeräte nur die Zubehörteile verwendet werden dürfen, die in der Bedienungsanleitung aufgeführt sind bzw. für die eine Bescheinigung über die sicherheitstechnisch unbedenkliche Verwendbarkeit (SUV-Bescheinigung oder Kompatibilitätsbescheinigung) vorliegt und deren Verfalldatum noch nicht überschritten ist. Alternativ können auch das Grundgerät und das Zubehör mit einem CE-Kennzeichen nach MPG und entsprechender Zweckbestimmung versehen sein. Bei Beatmungsgeräten, die den sogenannten sicherheitstechnischen Kontrollen unterliegen, sollten bis zum Erlaß entsprechender Betreibervorschriften die Bestimmungen der MedGV weiter beachtet werden.

Satz 2: Mängel bei Beatmungsgeräten sind z.B. defekte bzw. provisorisch reparierte Netzstecker und Netzkabel, defekte Alarm- und Sicherheitseinrichtungen oder die Verwendung nicht zugelassener Zubehörteile. Bei tragbaren Notfallbeatmungsgeräten, die z.B. bei Patiententransport oder Umlagerung ,,abgestürzt" sind, muß man von einer latenten, vom Anwender nicht erkennbaren Gefährdung ausgehen. Auch ohne äußere oder direkt erkennbare Schäden dürfen sie erst nach einer technischen Überprüfung der Funktions- und Betriebssicherheit wieder am Patienten zur Anwendung gebracht werden. Für den klinischen Alltag bedeutet das Anwendungsverbot nach Satz 2, dessen Nichteinhaltung mit dem identischen Strafmaß des ersten Anwendungsverbots von § 4 Abs. 1 MPG geahndet werden kann, daß z.B. der Check des Beatmungsgeräts auf ordnungsgemäßen Zustand und Funktionssicherheit entsprechend den Herstellerangaben in der Gebrauchsanweisung am endgültigen Aufstellungsort unabhängig von vorhergehenden Prüfungen immer korrekt durchgeführt werden muß. Ein Kurzcheck am endgültigen Aufstellungsort ist nicht ausreichend, auch wenn das Gerät zuvor nach Reinigung und Desinfektion in einem Vorhalteraum einer ausführlichen Prüfung unterzogen wurde. Als Prüfergebnis sind auf dem Beatmungsbogen Spitzen- und Pausendruck zu notieren.

Satz 3: Voraussetzungen für die Gewähr einer sachgerechten Handhabung eines Beatmungsgeräts sind Kenntnisse der technischen Grundlagen der Beatmungstechnik sowie insbesondere gerätespezifische Kenntnisse. So z.B. der Bedienungselemente und der dazugehörigen Funktionen, des ordnungsgemäßen Zustandes, der vorgeschriebenen Funktionsprüfung vor der Anwendung, den Anwen-

3

dungsregeln sowie der Bedienung und patientengerechten Einstellung des Beatmungsgeräts. Dies bedeutet, daß der Anwender z.B. nicht nur wissen muß, mit welchem Knopf die SIMV-Funktion angewählt werden kann, sondern auch, was die SIMV-Funktion bedeutet und wie der Wechsel zwischen der Eigenatmung und der Beatmung abläuft. D.h. der Anwender sollte ständig den eigenen Wissensstand kritisch prüfen, eine qualifizierte Basisschulung und ggf. Wiederholungseinweisungen fordern. Bei ,,Feigenblatteinweisungen" oder ,,Pseudoschulungen" sollte die Unterschrift im Gerätebuch verweigert werden!

§2 Abs. 6 MPG-Betreiberverordnung

Beatmungsgeräte dürfen nur betrieben werden, wenn die Fehlergrenzen der Meßgeräte, soweit vom Hersteller angegeben, eingehalten werden.

Bei Nichtbeachtung handelt es sich um eine Ordnungswidrigkeit, die mit einer Geldstrafe bis zu 50.000 DM geahndet werden kann. Kommt es zu einer Gefährdung des Pat., so greifen § 4 und 22 MPG.

§5 Abs. 2 MPG-Betreiberverordnung

Beatmungsgeräte dürfen nur von Personen angewendet werden, die die dafür erforderliche Ausbildung oder Kenntnisse und Erfahrung besitzen.

Bei Nichtbeachtung handelt es sich um ene Ordnungswidrigkeit, die mit einer Geldstrafe bis zu 50.000 DM geahndet werden kann.

3

3.9   Verhalten bei Zwischenfällen mit Beatmungsgeräten

Trotz Einweisungspflicht (MedGV) wird der Großteil der Zwischenfälle durch Anwender verursacht

- Zwischenfälle, die zu einem Personenschaden führen, sind nach § 15 MedGV bzw. § 29 MPG der zuständigen örtlichen Behörde (z.B. Gewerbeaufsichtsamt) oder dem Bundesamt für Arzneimittel und Medizinprodukte (BfArM) in Berlin zu melden → meist Untersuchung und sicherheitstechnische Beurteilung des Zwischenfalls durch einen Sachverständigen

- Regeln für das Verhalten bei Zwischenfällen in Verbindung mit Personenschäden:
  - Versorgung des Patienten
  - Sicherstellung der Geräte und des Zubehörs, keine nachträglichen Manipulationen an Geräten und Zubehör
  - Ermittlung aller Beteiligten
  - Anfertigung einer persönlichen Aktennotiz
  - Benachrichtigung der Vorgesetzten
  - Keine Informationen an Unbekannte, Nichtberechtigte und Angehörige weitergeben
  - Keine Freigabe des Beatmungsgeräts zur weiteren Anwendung oder Untersuchung durch den Hersteller ohne behördliche Genehmigung

Die Beachtung dieser Regeln gewährleistet eine zeitnahe und situationsbezogene Untersuchung durch den Sachverständigen. Bei Nichtbeachtung resultiert eine rein theoretische Untersuchung des Zwischenfalls allein aufgrund der Aktenlage (z.T. Jahre nach dem Zwischenfall), was meist eine Verschlechterung der Ausgangsposition der beteiligten Anwender bei gerichtlichen Auseinandersetzungen zur Folge hat.

4

Adjuvante Maßnahmen der Beatmung

U. v. Hintzenstern
H. Mang

4.1   Versorgung des beatmeten Patienten

4.1.1   Intubation und Tracheotomie

Orale Intubation

Indikation
- Zugangsweg der Wahl bei notfallmäßiger Intubation
- Erwartete Intubationsdauer von wenigen Tagen.

Vorteile
- Einfacher und schneller Vorgang
- Vermeidung nasaler Traumen und Infektionen
- Im Vergleich zur nasalen Intubation kürzere und großlumigere Tuben verwendbar.

Nachteile
- Wird vom spontanatmenden Pat. schlechter toleriert als ein nasaler Tubus
- Mundpflege schlechter durchführbar
- Unzuverlässiger fixierbar als ein nasaler Tubus
- Larynxschäden möglich.

4

Nasale Intubation

Indikation
Wahrscheinliche Intubationsdauer von mehr als ca. 5 Tagen.

Vorteile
- Wird vom spontanatmenden Pat. besser toleriert als ein oraler Tubus
- Mundpflege problemlos durchführbar
- Zuverlässige Fixierbarkeit.

Nachteile
- Im Vergleich zur oralen Intubation längere und kleinlumigere Tuben erforderlich
- Larynxschäden möglich
- Risiko nasaler Infektionen und Traumen.

Tracheotomie

Indikation

„Langzeitbeatmung".

Vorteile

- Trachealkanülen kürzer und großlumiger als Tuben
- Mundpflege problemlos durchführbar
- Vermeidung nasaler Traumen und Infektionen
- Keine Larynxschäden möglich
- Gute Fixierbarkeit.

Nachteile

- Operativer Eingriff erforderlich
- Blutungs- und Infektionsgefahr
- Vernarbungen und subglottische Stenose möglich.

> Es gibt keine gesicherten Aussagen hinsichtlich des optimalen Zeitpunkts für eine (sekundäre) Tracheotomie oder der Überlegenheit eines Tracheotomieverfahrens (Standardtracheotomie vs. perkutane Tracheotomie).

4.1.2   Analgosedierung

4

- Menschliche Zuwendung ist die einfachste und nebenwirkungsärmste Form der Analgesie!
- Jede Analgosedierung muß immer patientenorientiert und nicht nach einem starren Schema durchgeführt werden
- Nach Möglichkeit kurzwirksame und gut steuerbare Substanzen bevorzugen
- Die Pat. sollten nur so weit sediert werden, daß sie entweder wach, kooperativ, schmerz- und angstfrei oder schlafend, aber leicht erweckbar sind
- Bei Durchgangssyndromen oder Verwirrtheitszuständen nicht primär die Sedierung verstärken, sondern nach möglichen Ursachen (z.B. Hypoxie, Entzug, zerebrale Durchblutungsstörungen, zentral anticholinerges Syndrom) forschen und diese ggf. kausal behandeln.

4.1.3   Muskelrelaxation

- Jede mandatorische Beatmung führt zur Atrophie der Atemmuskulatur. Daher sobald als möglich auf Spontanatmungsverfahren übergehen
- Da die Anwendung von Muskelrelaxantien eine mandatorische Beatmung erfordert, sollte sie in der Intensivmedizin ausgewählten Problemfällen vorbehalten werden:
  - Massive Oxygenierungsprobleme
  - Pat. mit stark erhöhtem Hirndruck
  - Extrem unruhige Pat. trotz hochdosierter Analgosedierung
  - Schwere Verlaufsform des Tetanus.
- Relaxierte Pat. immer ausreichend tief sedieren!

4.1.4   Streßblutungsprophylaxe

- Prinzipiell weisen beatmete Pat. ein erhöhtes Risiko für klinisch relevante Streßblutungen auf
- Die Häufigkeit streßinduzierter Blutungen ist aufgrund verbesserter notfallmedizinischer Maßnahmen (suffiziente Schocktherapie) und intensivmedizinischer Behandlungsstrategien (adäquate Oxygenierung und Analgosedierung) in den letzten Jahren erheblich zurückgegangen
- Die Notwendigkeit einer generellen Streßulkusprophylaxe bei beatmeten Pat. ist umstritten
- Bedacht werden müssen auch die möglichen Nebenwirkungen der medikamentösen Prophylaxe (nosokomiale Pneumonierate ↑).

4

4.1.5   Ernährung

Jeder beatmete Pat. benötigt eine ausgewogene, an den Postaggressionsstoffwechsel adaptierte Ernährung. Die parenterale Substratzufuhr sollte sobald als möglich durch den wesentlich physiologischeren enteralen Zugangsweg ergänzt bzw. abgelöst werden.

4.2   Verfahren zur Verbesserung der Oxygenierung

4.2.1   Atemtherapie

Bei jedem beatmeten Pat. sollten möglichst frühzeitig und regelmäßig atemtherapeutische Maßnahmen zum Einsatz kommen, um die Gefahr einer pulmonalen Komplikation zu verringern.

Abgestimmt auf den Zustand des Pat. stehen folgende Maßnahmen als Einzelanwendung oder Kombinationsbehandlung zur Verfügung:
- Frühmobilisation
- Physiotherapie
- Medikamenteninhalation
- Fiberbronchoskopische Sekretabsaugung
- Inzentive Spirometrie
- CPAP.

4.2.2   Kinetische Therapie

4

Methoden
- Bauchlage bzw. 135°-überdrehte Seitenlage
- Kontinuierlicher axialer Lagerungswechsel mittels speziellem motorgetriebenen Bettsystem (,,Drehbett").

Wirkmechanismus
- Bauchlage: dorsale, durch hydrostatischen Druck verschlossene Lungenareale werden hochgelagert → ,,ventrale" Position → Wiedereröffnung dorsobasaler Atelektasen → Vergrößerung der Gasaustauschfläche → Verbesserung der arteriellen Oxygenierung
- Drehbett: Mobilisierung von Lungensekret, Reduktion extravasaler Lungenflüssigkeit (,,Permeabilitätsödem"), evtl. mäßige Shuntminderung.

Indikationen

Schwere respiratorische Insuffizienz: Oxygenierungsindex (p_aO_2/F_IO_2) < 250 mm Hg (Beispiel: p_aO_2 50 mm Hg bei F_IO_2 0,21 → p_aO_2/F_IO_2 = 238 mm Hg). Einsatz bereits bei kürzerer Beatmungsanamnese und beginnendem Lungenversagen sinnvoll.

- Bauchlage:
  - Atelektasen
  - progressives ARDS
- Drehbett:
  - Tracheobronchiale Sekretproduktion ↑
  - COPD
  - neurologisch/neurochirurgische Pat.
  - Prophylaxe des akuten Lungenversagens.

Kontraindikationen der Bauchlage

- Absolut: instabile Wirbelsäule, SHT (insbesondere Blutungen im Frontalbereich), akutes Schocksyndrom sowie bradykarde Rhythmusstörungen
- Relativ: instabile Thoraxverletzungen.

Praktische Aspekte

- Bauchlagerung:
  - Lagerung auf Spezialmatratze
  - Lagerung durch 3–4 Helfer nach entsprechender Vorbereitung (sichere Fixierung von Tubus und Kathetern, Verlängerung z.B. von Infusionsleitungen)
  - Bei der Umlagerung besonders auf Tubus und Katheter sowie die Drehung des Kopfes achten
  - Druckfreie Lagerung von Augen, Kinn, Nase, Knie und Füßen wegen Nekrosengefahr
  - Dekompression des Abdomens durch untergelegte Kissen im Thorax- und Beckenbereich
  - Lagerungswechsel nach spätestens 8–12 h (Gefahr von Ödemen und Lagerungsschäden, außerdem verschwindet der positive Effekt nach einiger Zeit wieder
- Drehbett:
  - Tubus und Katheter sicher fixieren, Infusions- und Monitoringleitungen sowie Beatmungsschläuche entsprechend verlängern
  - auf symmetrische Lagerung und genaue Fixierung (insbesondere von Kopf und Beckenkämmen) des Pat. achten

- max. möglichen Rotationswinkel von 62° bei hämodynamisch instabilen Pat. ggf. verringern
- längerer Stillstand des Drehbetts → Gefahr von Druckulzera → permanente Rotation anstreben.

4.2.3   Permissive Hyperkapnie (PHC)

Methode

Permissive oder kontrollierte Hyperkapnie: Akzeptanz eines erhöhten p_aCO_2 bei Beatmung eines Pat. mit ARDS.

Wirkmechanismus

Bei „steifen" Lungen führt eine druckbegrenzte Beatmung (p_{max} 30–35 mbar) bei gleichzeitiger PEEP-Anwendung zur Applikation relativ geringer Tidalvolumina → Hyperkapnie. Anstieg des p_aCO_2 von 40 auf 80 mm Hg → 50%ige Reduktion des Atemminutenvolumens möglich → Schutz vor Barotrauma.

Indikation

Schwere Verlaufsformen des ARDS mit stark erniedrigter Compliance.

Kontraindikation

- Hirnödem und erhöhte intrakranielle Drücke
- Schwere Herzinsuffizienz
- Zerebrales Krampfleiden.

4

Praktische Aspekte

- Metabolische Kompensation des pH-Abfalls innerhalb weniger Stunden bis Tage bei normaler Nierenfunktion durch Bikarbonatretention
- Hypoventilation → p_aO_2-Abfall → Korrektur durch geringe Erhöhung der F_IO_2 möglich
- Senkung der CO_2-Produktion durch kühlende Maßnahmen, Ernährungsregime mit hohem Fett- und niedrigem Kohlenhydratanteil, Analgosedierung → Minderung des p_aCO_2-Anstiegs.

4.2.4 Hyperbare Oxygenation (HBO)

Methode
Atmung von Sauerstoff bei einem erhöhten Partialdruck (größer als Luftdruck auf Meereshöhe) in einer Überdruckkammer.

Wirkmechanismus
Zunahme des physikalisch gelösten Sauerstoffanteils im Blut sowie Vergrößerung der Sauerstoffkonzentrationsdifferenz zwischen Blut und Gewebe → Verbesserung der Gewebsoxygenierung in mangeldurchbluteten Arealen oder bei Steigerung des Diffusionswiderstands.

Indikationen
- Luft-/Gasembolie
- Dekompressionsunfall
- CO-Intoxikation
- Gasbrand
- Osteo- und Weichteil-Radionekrose.

Kontraindikationen
Z.B. Schwangerschaft, Glaukom, Asthma mit Orthopnoe, grenzwertig kompensierte Herzinsuffizienz, schwere Rhythmusstörungen. Bei vitaler Indikation Risikoabschätzung!

Praktische Aspekte
- Risiken: Barotraumen, Krampfanfälle mit Bewußtseinsverlust, Dyspnoe, retrosternale Schmerzen, „Tiefenrausch", Luftembolie
- Technische Probleme:
  - Beatmungsgeräte: Modifikationen bei Einsatz unter Überdruck erforderlich
  - Endotrachealtuben: Cuffdruck ständig kontrollieren (Dekompressionsphase!)
  - Infusionen: Beeinflussung der Tropfgeschwindigkeit und Gefahr der Luftverschleppung in den Infusionsschlauch in der Dekompressionsphase → Glas- oder Hartplastikflaschen durch eine großlumige Kanüle zusätzlich entlüften oder Infusionen in weichen Plastikbeuteln verwenden
- Implosionsgefahr geschlossener Drainagesysteme → durch offene Ablaufdrainagen ersetzen.

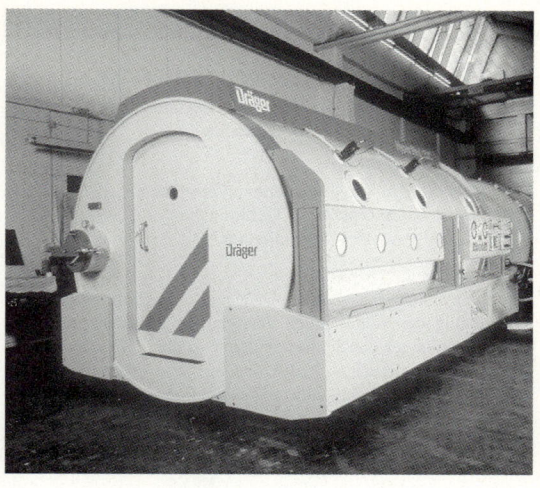

Abb. 4.1: Druckkammer

4

4.2.5   Lungenersatzverfahren

Synonyme
Künstliche Lungenunterstützung, ALA (artificial lung assist), ELA (extracorporeal lung assist) extrakorporaler Gasaustausch, extrakorporale Lungenersatztherapie oder Zirkulation.

Methode
- ECMO: extrakorporale Membranoxygenierung
- ECCO$_2$-R: extrakorporale CO$_2$-Elimination
- IVOX: intravaskuläre Oxygenierung.

Wirkmechanismus
- ECMO: veno-venöse Perfusionstechnik zur präpulmonalen Oxygenierung des Blutes unter Verwendung heparinbeschichteter Membranlungen und Schlauchsysteme → nur minimale Antikoagulation erforderlich → Reduktion der Blutungskomplikationen
- ECCO$_2$-R: CO$_2$-Elimination in Kombination mit apnoischer Oxygenierung mittels niedrigfrequenter Beatmung
- IVOX: Oxygenierung des Blutes über einen in die V. jugularis oder V. femoralis vorgeschobenen Membranoxygenator → Oxygenierung und Decarboxylierung des Blutes.

Indikation
Pat. mit schwerem ARDS (Oxygenierungsindex p$_a$O$_2$/F$_I$O$_2$ < 50–60 mmHg), die trotz differenzierter konventioneller Therapie mit drucklimitierter Beatmung, permissiver Hyperkapnie und kinetischer Therapie durch Hypoxämie oder eine strukturelle Schädigung der Lunge durch maschinelle Beatmung gefährdet sind.

Praktische Aspekte
- Lungenersatzverfahren sind sehr personal- und kostenintensiv → Lungenersatzverfahren werden nur in einigen wenigen spezialisierten Zentren durchgeführt
- ECMO: im Gegensatz zu dem früher üblichen veno-arteriellen Bypass mit der daraus resultierenden erheblichen Reduktion der Lungenperfusion (Sauerstoff- und Substratversorgung der Lunge ↓) wird die Lunge bei der veno-venösen Punktionstechnik vom gesamten Herzzeitvolumen durchströmt
- ECCO$_2$-R: das Verfahren findet kaum mehr Anwendung, da mittlerweile der extrakorporale Sauerstofftransfer als wesentliche Komponente des extrakorporalen Gasaustauschs erkannt worden ist

- IVOX: das Verfahren fand bisher kaum Verbreitung, da die zur Verfügung stehenden Membranoxygenatoren nur eine sehr limitierte Gastransferrate aufweisen
- Nebenwirkungen der Lungenersatzverfahren:
  - Trotz Heparinbeschichtung können Blutungskomplikationen und Thrombenbildung im Bypasssystem auftreten
  - Pneumothoraces können auch während einer Beatmung mit verminderten Atemwegsdrücken und reduzierten Atemminutenvolumina entstehen
- Es gibt bislang keinen statistisch gesicherten Nachweis, daß Lungenersatzverfahren im Vergleich mit einer differenzierten konventionellen Therapie des ARDS zu einem verbesserten outcome führen.

4.2.6   Pharmakotherapie des ARDS

Die pharmakologischen Methoden zur Therapie des ARDS gelten noch als experimentell, d.h. sie wurden bisher erst an einer geringen Anzahl von Pat. erprobt. Bisher konnte noch kein Anstieg der Überlebensrate bewiesen werden → es existieren noch keine abschließenden Risiko-Nutzen-Bewertungen.

Surfactant

4

Methode
Surfactant-Applikation mittels intrabronchialer Instillation (intratrachealer Bolus oder mittels Bronchoskop in die Segmentbronchien) oder Inhalation.

Wirkmechanismus
Surfactant ist ein in der Lunge synthetisiertes Stoffgemisch, das die Oberflächenspannung zwischen Lungengewebe und Luft reduziert → Stabilisierung der kleinen Alveolen → ihre Entleerung in größere Alveolen während der Exspiration wird verhindert.

Indikation
ARDS, therapieresistente Atelektasen.

Praktische Aspekte

- Surfactantdysfunktion bei ARDS → sekundärer Surfactantmangel
- Positiver Effekt einer Surfactant-Applikation bisher nur beim idiopathischen Atemnotsyndrom des Neugeborenen mit primärem Surfactant-Mangel gesichert
- Die Wirksamkeit einer medikamentösen Stimulation der endogenen Surfactant-Synthese (z.B. durch Ambroxol) ist beim Erwachsenen nicht gesichert.

Partielle Flüssigkeitsventilation mit Perfluorocarbonen

Methode

Bei der partial liquid ventilation (PLV) wird ein Perfluorkarbon intrapulmonal appliziert und mit einem konventionellen Beatmungsgerät beatmet.

Wirkmechanismus

Perfluorkarbone verfügen über eine hohe physikalische Löslichkeit für Gase wie Sauerstoff und Kohlendioxid und werden im menschlichen Organismus nicht metabolisiert. Die Perfluorkarbone verteilen sich rasch in den schwerkraftabhängigen Lungenarealen und bewirken so eine Wiedereröffnung atelektatischer Lungenbezirke, eine Verbesserung des Gasaustauschs, eine Reduktion einer inflammatorischen Reaktion und verhindern durch das intraalveoläre Flüssigkeitsvolumen („Flüssigkeits-PEEP") den Kollaps der flüssigkeitsventilierten Areale.

Indikation

IRDS und ARDS.

Praktische Aspekte

Nebenwirkungen: transiente Hypoxämien im Rahmen von Tubusobstruktionen, Bradykardien bei der Instillation oder Lagerung, Liquothorax.

Inhalation selektiver pulmonaler Vasodilatatoren

Problem

Therapie der pulmonalen Hypertonie. Bei i.v.-Gabe von Vasodilatatoren globale Gefäßweitstellung → arterielle Hypotonie (Organdurchblutung ↓) sowie verstärkte Durchblutung intrapulmonaler Shuntareale (→ zusätzliche Verschlechterung der bereits gestörten Oxygenation).

Methode

Inhalation endogener selektiver pulmonaler Vasodilatatoren.

Wirkmechanismus

Isolierte Senkung des pulmonalarteriellen Drucks → Reduktion der rechtsventrikulären Nachlast sowie Induktion der Rückbildung des intraalveolären und interstitiellen Lungenödems.

Praktische Aspekte

- Stickstoffmonoxid (NO)
  - U.U. rebound-Phänomen nach kurzfristiger Unterbrechung der NO-Zufuhr
  - große individuelle Wirkunsgunterschiede bei den Pat. → vor jeder NO-Applikation muß eine individuelle Dosis-Wirkungs-kurve erstellt werden
  - abschließende Untersuchungen zur Toxizität von NO und NO_2 bei längerer Inhalation und vorbestehenden Atemwegs- und Lungenkrankheiten stehen noch aus (kontinuierliches Monitoring erforderlich!)
- Prostazyklin
  - Abfall des arteriellen Blutdrucks nach systemischer Resorption
  - Hemmung der Thrombozytenfunktion.

4.2.7   Tracheale Gasinsufflation

4

Methoden

Bei der trachealen Gasinsufflation (TGI) wird über einen dünnen Kunststoffkatheter (ca. 2 mm ID, z.B. ZVK), dessen Spitze 1–2 cm vor der Hauptcarina liegt, Atemgas in die Luftröhre geblasen. Findet neben der TGI keine konventionelle Beatmung über einen Trachealtubus statt, ist also die TGI die alleinige Atemgasquelle, spricht man auch von constant flow ventilation (CFV) oder apnoischer Oxygenierung. Damit längere Apnoezeiten toleriert werden, muß Sauerstoff zugeführt werden. Ist die TGI die alleinige Atemgasquelle und findet die Ausatmung über einen Trachealtubus statt, an den ein steuerbares Exspirationsventil angeschlossen ist, spricht man von „Intratrachealer pulmonaler Ventilation" (ITPV). Heute am weitesten verbreitet ist die TGI mit einer definierten F_IO_2 zusätzlich zur konventionellen Beatmung. Dabei unterscheidet man die kontinuierliche TGI (während des gesamten Atemzyklus) und die exspiratorische TGI (TGI-Fluß nur während der Ausatmung).

Wirkmechanismus

Die TGI „umgeht" einen Teil des anatomischen Totraums, sodaß am Ende einer Ausatmung CO_2-freies Gas in der Luftröhre und dem Trachealtubus bis zum Y-Stück steht. Bei der nächsten Inspiration gelangt gleich frisches Atemgas in die Lunge. Häufig kann der p_aCO_2 so um 15% vermindert werden. Die Methode ist umso effizienter je höher der Ausgangs-p_aCO_2 ist. Alternativ zur CO_2-Reduktion läßt sich unter TGI, bei konstantem p_aCO_2, die von der konventionellen Beatmung erbrachte Ventilation und damit das Tidalvolumen und der Spitzendruck reduzieren.

Vorteile

- Bei Kontraindikationen für die permissive Hyperkapnie (z.B. bei Hirndruck und ARDS) lungenschonendere Beatmung möglich
- Reduktion von Tidalvolumen oder Inspirationsdruck bei konstantem p_aCO_2
- Zur Unterstützung bei langsamer oder unzureichender metabolischer Kompensation der permissiven Hyperkapnie
- TGI bei COPD-Pat. über eine Minitracheotomie zur Verminderung der Atemarbeit
- ITPV bei Neugeborenen mit Atemnotsyndrom.

Nachteile

- Bei kontinuierlicher TGI und vollständiger Verlegung des Trachealtubus kommt es schnell zu einem gefährlichen Druckanstieg in der Lunge.
- Manuelle Anpassung von Tidalvolumen oder Inspirationsdruck am Beatmungsgerät erforderlich (Ausnahme: BIPAP)
- Für die exspiratorische TGI ist ein elektronisches Steuergerät mit den entsprechenden Ventilen und einem Interface zum Beatmungsgerät erforderlich.

Praktische Aspekte

Die TGI ist bei kritischen Pat. eine ideale Ergänzung zum BIPAP, weil das aktive Exspirationsventil beim BIPAP während der Inspirationsphase die obere Druckgrenze auch unter kontinuierlicher TGI konstant hält. Eine Atemgaskonditionierung ist bei kontinuierlicher TGI wünschenswert (z.B. mit 5–20 ml/h physiologischer Kochsalzlösung über eine Spritzenpumpe), bei der exspiratorischen TGI jedoch nicht erforderlich.

4.3　　Infektion/Hygiene

Beatmete Pat. besitzen ein deutlich erhöhtes Risiko für nosokomiale Infektionen. Die Pneumonie während Beatmung gehört zu den häufigsten Infektionen und Todesursachen auf der Intensivstation.

Eckpfeiler der Therapie der Pneumonie eines beatmeten Pat. sind eine adäquate Behandlung des Grundleidens, optimale organsupportive Maßnahmen sowie eine differenzierte antibakterielle Therapie nach Austestung.

4.4　　Atemgasklimatisierung

Erwärmung und Befeuchtung der Atemluft sind wichtige Aufgaben der oberen Atemwege. Bei intubierten Pat. muß die Sicherstellung physiologischer Wärme- und Feuchtigkeitsverhältnisse durch Maßnahmen der Atemklimatisierung vorgenommen werden.

Aktive Systeme
- Mechanismus: Thermostatregulierte Erwärmung und Anreicherung der Inspirationsluft mit Feuchtigkeit bis zur Vollsättigung
- Nebenwirkungen: Risiko der Keimübertragung oder -ausbreitung, Bedienungsfehler oder Gerätefehlfunktionen
- Geräte: Sprudler, Verdampfer ("Kaskade"), Vernebler, beheizte Beatmungsschläuche (v.a. in der Pädiatrie).

Passive Systeme
- Mechanismus: Speicherung von Wärme und Feuchtigkeit während der Exspiration im Wärme- und Feuchtigkeistaustauscher (HME, heat and moisture exchanger, "künstliche Nase") und Rückgabe während der nächsten Inspiration
- Besonderheit: zusätzlich kann auch eine Filtration von Bakterien erfolgen (kombinierter Beatmungsfilter).

4

5

Beatmungs-praxis Kinder

J. Strauß

5.1   Anatomische und physiologische Besonderheiten bei Kindern

- Die Trachea des Säuglings ist kurz (< 5 cm) → erhöhtes Risiko einer einseitigen Intubation
- Enge Atemwege → Schleimhautschwellungen (durch Infekt, Intubation) führen zu einer signifikanten, oft auch klinisch relevanten Abnahme des Querschnittes und damit einer drastischen Zunahme der Atemarbeit (nicht selten Grund für eine Reintubation)
- Säuglinge sind Nasenatmer und nicht in der Lage, bei verstopfter Nase umgehend auf eine Atmung durch den Mund umzustellen → eine behinderte Nasenatmung kann deshalb ein empfindliches Atemwegshindernis darstellen
- Das Atemzugvolumen ist mit 6 ml/kg KG altersunabhängig. Die alveoläre Ventilation ist dagegen bei Säuglingen mit 100–150 ml/kg KG/Min. doppelt so hoch wie bei Erwachsenen
- Die Sauerstoffaufnahme eines Frühgeborenen ist etwa dreimal (8–9 ml/kg KG/Min.), die eines reifen Neugeborenen doppelt (6 ml/kg KG/Min.) so hoch wie bei Erwachsenen (3 ml/kg KG/Min.) → die Sauerstoffreserven der kleinen Pat. sind außerordentlich gering.

> Kurzfristige Apnoen, z.B. im Rahmen einer Intubation, führen bei Säuglingen rasch zum Abfall der Sauerstoffsättigung!

- Neugeborene und Säuglinge sind Zwerchfellatmer. Die Rippen stehen nahezu horizontal, eine Volumenzunahme durch Anhebung des Rippenskeletts (wie bei Erwachsenen → thorakale Atmung) ist damit gar nicht möglich. Darüber hinaus ist das thorakale Skelett des Säuglings weich und instabil. Vermehrte Atemanstrengungen führen deshalb zu charakteristischen inspiratorischen. Einziehungen (Rippen, Jugulum, Abdomen → paradoxe Atmung). Intraabdominelle Raumforderungen (z.B. Z.n. OP einer Gastroschisis) führen über eine Behinderung der Zwerchfellexkursion zu einer respiratorischen Insuffizienz.

> Neugeborene und Säuglinge sind aufgrund ihrer anatomischen und physiologischen Besonderheiten für respiratorische Komplikationen prädisponiert!

5.2 Respiratorische Insuffizienz

- Zahlreiche akute und chronische Erkrankungen können eine respiratorische Insuffizienz verursachen (Obstruktionen der oberen und unteren Atemwege, Störungen der Lungenfunktion, Kompression der Lungen bzw. Reduktion des intrathorakalen Volumens, neurologische Erkrankungen, neuromuskuläre Erkrankungen)
- Neugeborene und Säuglinge haben nur sehr eingeschränkte Kompensationsmöglichkeiten (rasche Ermüdung bei gesteigerter Atemarbeit, Intoleranz gegenüber intraabdominellen und intrathorakalen Raumforderungen) und sind daher eher gefährdet als ältere Kinder
- Stridor entsteht, wenn die Strömungsgeschwindigkeit von Luft an einer Engstelle stark ansteigt. *Cave:* nachlassender Stridor (z.B. bei Epiglottitis, Insektenstich, Allergie, Fremdkörperaspiration) weist in der Regel auf eine bedrohliche Verschlechterung der klinischen Situation hin (abnehmende Atemarbeit → Abnahme der Strömungsgeschwindigkeit → Leiserwerden des Stridor)! Stridor ist deshalb ein Frühsymptom bei noch erhaltener Luftströmung und ausreichender Atemarbeit
- Zyanose tritt im Kindesalter oft plötzlich, meist aber relativ spät auf → Spätsymptom einer vorangeschrittenen respiratorischen Insuffizienz.

Tab. 5.1: Früh- und Spätsymptome der respiratorischen Insuffizienz

Frühsymptome	Spätsymptome
Nasenflügeln	Zyanose
Schwitzen	Motorische Unruhe
Tachypnoe	Bewußtseinsstörungen
Stridor	Bradykardie
Einziehungen	Lippenbißverletzungen
Paradoxe Atmung	

5

5.3 Indikationen zur Intubation und Beatmung von Kindern

Entscheidendes Kriterium für die Indikation zur Beatmung ist die klinische Einschätzung (v.a. durch einen erfahrenen Kollegen!). Anerkannte Eckwerte, bei denen eine maschinelle Beatmung in Betracht gezogen werden sollte, sind ein p_aO_2 unter 60 mm Hg (unter Atmung von reinem Sauerstoff) oder ein pCO_2 über 60 mm Hg.

Indikationen zur Intubation und Beatmung

- Akutes und chronisches Lungenversagen
- Allgemeinanästhesie bei Anwendung von Muskelrelaxantien und/oder Opiaten
- Intraoperative Beatmung bei großen OPs wie Kraniotomie und Thorakotomie
- Steigerung der Kohlendioxidelimination mit dem Ziel einer
  - Korrektur einer respiratorischen Azidose
  - zerebralen Vasokonstriktion
  - Wiederherstellung der zerebralen Autoregulation
  - Verminderung des pulmonalen Gefäßwiderstandes
  - Abatmung bei erhöhter Kohlendioxidproduktion
- Herz-Lungen-Versagen
  - Verminderung der Nachlast bei linksventrikulärem Versagen mit gesteigertem intrathorakalen Druck
  - Prophylaktische Nachbeatmung nach größeren OPs wie Eingriffen im Oberbauch und/oder Thorax (z.B. Lungenchirurgie, Herzfehlerkorrektur, Gastroschisis, Zwerchfellhernie), um postoperative Komplikationen zu vermeiden
- Innere Schienung bei Thoraxinstabilität.

5

5.4 Intubation von Kindern

Intubationsrelevante anatomische Besonderheiten bei Neugeborenen, Säuglingen und Kleinkindern sind die lange, U-förmig gefaltete Epiglottis und ein relativ hochstehender Kehlkopf → erschwerte Intubation für den Ungeübten. Häufigster Fehler: zu tiefes Einführen des Intubationsspatels bis über die Glottisregion, so daß sich der Ösophaguseingang darstellt.

Grundsätzliches Vorgehen

Spatel *immer unter visueller Kontrolle* der jeweiligen Position streng in der Mittellinie vorschieben. Beim „Hinunterrutschen" am Zungengrund werden Epiglottis und Glottis dann überraschend früh sichtbar. Die Epiglottis kann im Kindesalter zur Erleichterung der Sicht aufgeladen werden, meist gelingt die Intubation aber auch ohne dieses Manöver.

- Die Intubation kleiner Kinder gelingt nur sicher bei entsprechender Erfahrung → „Training", z.B. durch Hospitation im Kinder-OP
- Auch Früh- und Neugeborene lassen sich suffizient mit einer Maske beatmen → korrekte Maskenbeatmung durch entsprechendes „Training" erlernen.

Instrumentarium

Spatel
Für die Intubation von Früh- und Neugeborenen gerade (Typ Foregger) und gebogene (Typ McIntosh) Spatel der Größen 00 und 0 vorhalten. Reifgeborene Säuglinge und Kleinkinder mit gebogenen Spateln der Größen 0–2 intubieren.

Tubus
- Art: Grundsätzlich werden Kreissegment-Tuben verwendet, Oxford-Tuben haben sich im Kindesalter nicht bewährt. Durchsichtige, dünnwandige Tuben aus inertem Material (PVC, Silikon) sind zu bevorzugen. Die Längenmarkierungen müssen über die gesamte Länge des Tubus reichen (Ablesen der Intubationstiefe ab Glottis *während* der Intubation. Markierung des Tubus mit wasserfestem Stift auf Mund- bzw. Nasenniveau). Kinder-Tuben haben keinen Cuff (Gefahr von Drucknekrosen der Trachea, postoperativ Zunahme von Laryngospasmen nach Intubation mit

5

geblockten Tuben). Die Trachea wird durch einen passend gewählten Tubus (s.u.) durch eine physiologische Engstelle im
subglottischen Raum zuverlässig abgedichtet

- Größe: Die korrekte Größe des Endotrachealtubus kann mit Hilfe
  von Nomogrammen, Formeln und Tabellen (☞ Tab. 5.2) bestimmt werden. In der Praxis hat sich die „Kleinfinger-Regel"
  bewährt. Dabei wird ein Endotrachealtubus ausgewählt, dessen
  Außendurchmesser etwa dem Durchmesser des Endgliedes des
  kleinen Fingers des Kindes entspricht. Alle Verfahren liefern
  lediglich einen ungefähren Anhalt für die Tubusgröße. Während
  der Intubation muß deshalb abgeschätzt werden, ob der gewählte
  Tubus zu groß (auf gar keinen Fall in die Trachea einführen!) oder
  zu klein ist. Ein passender Tubus läßt sich leicht in die subglottische Region vorschieben und bildet erst bei Drucken oberhalb
  20 cm H_2O ein hörbares Luftleck. Tuben benachbarter Größen
  müssen während einer Intubation bereitliegen.
- Bei der Angabe der Länge (oral oder nasal) handelt es sich um
  ungefähre Erfahrungswerte, die im Einzelfall erheblich abweichen können. Eine sorgfältige Inspektion *während* der Intubation
  (Einführtiefe in die Trachea) und eine gewissenhafte Auskultation
  vermeiden bzw. entdecken eine akzidentelle, unilaterale Intubation oder eine ösophageale Fehlintubation.
- Der Innendurchmesser kann für Kinder > 1 Jahr näherungsweise
  auch mit nachstehender Faustformel ermittelt werden:

$$\text{Innendurchmesser [mm]} = \frac{\text{Alter}}{4} + 4$$

Tab. 5.2: Größen und Intubationslängen dünnwandiger PVC-Tuben für Kinder ohne Cuff in Abhängigkeit von Alter und Gewicht.

Alter	Gewicht (kg)	Innendurch-messer (mm)	Außendurch-messer (mm)	Länge (cm)	
				oral	nasal
NG	< 1	2,5	3,4	5,5	7
NG	1,0	3,0	4,2	6	7,5
NG	2,0	3,0	4,2	7	9
NG	3,5	3,5	4,8	9	11
3 Mon.	6,0	3,5	4,8	10	12
1	10	4,0	5,4	11	14
2	12	4,5	6,2	12	15
4	16	5,0	6,8	14	17

5

Tab. 5.2: Größen und Intubationslängen dünnwandiger PVC-Tuben für Kinder ohne Cuff in Abhängigkeit von Alter und Gewicht.

Alter	Gewicht (kg)	Innendurch-messer (mm)	Außendurch-messer (mm)	Länge (cm)	
				oral	nasal
6	20	5,5	7,4	15	19
8	24	6	8,2	16	20
10	30	6,5	8,8	17	21
12	38	7,0	9,6	18	22
14	50	7,5	10,2	19	23
16	60	8,0	11	20	24

Nasotracheale oder orotracheale Intubation?

Die *orotracheale Intubation* kann leicht und rasch durchgeführt werden, Hilfsmittel (Stab, Zange) sind nur selten erforderlich. Der Tubus wird achsengerecht direkt unter Sicht in die Trachea geschoben. Die orotracheale Intubation ist das Standardverfahren für die meisten Operationen, kurzzeitige Beatmungen und den Notfall. Die Tubusfixierung ist jedoch, insbesondere bei sehr kleinen Kindern, nicht sehr sicher (Veränderung der relativen Position durch nachgiebige Wangen, mögliches Aushebeln bei Fixierung im Mundwinkel). Wegen der Gefahr des Zubeißens ist eine tiefe Sedierung erforderlich.

Bei *nasotrachealer Intubation* trifft der Tubus in einem spitzen Winkel auf die Trachea, für das Einsetzen und Vorschieben ist häufig eine Zange erforderlich. Blutungen aus den Nasenmuscheln können die nasale Intubation erheblich behindern. Ein nasaler Tubus kann länger liegen bleiben als ein orotrachealer Tubus. An Nase und Stirn kann der Tubus sehr sicher fixiert werden. Weil eine Verlegung des Lumens durch Beißen ausgeschlossen ist, kann die Sedierung flacher gehalten werden. In der Hand des Geübten kann der nasale Weg auch für die primäre Intubation verwendet werden.

5

Der Tubus kann durch Beugen oder Strecken des Kopfes in seiner relativen Lage um 1–3 cm hineingeschoben bzw. herausgezogen werden → akzidentelle einseitige Intubation durch Beugen des Kopfes und Extubation durch Überstrecken sind nicht selten!

Komplikationen der Intubation bei Kindern

- Fehlintubation des Ösophagus: nur durch sorgfältige Auskultation *und* Inspektion von Thorax *und* oberem Abdomen erkennbar! Strömungsgeräusche im Ösophagus können (bei sehr kleinen Pat.) als (seitengleiches!) Beatmungsgeräusch fehlinterpretiert werden. Im OP kann durch Messen des endtidalen CO_2 zusätzliche Sicherheit erlangt werden
- Einseitige Intubation: durch gewissenhafte, vergleichende Auskultation beider Seiten (inkl. der Oberlappen) sowohl vor als auch nach Fixierung des Tubus ausschließbar. Bei erhöhtem Sauerstoffbedarf (Pulsoxymeter), Anstieg des Atemwegdruckes oder einseitiger Thoraxexkursion → V.a. einseitige Intubation

Die Trachea eines Neugeborenen ist mit 4 cm sehr kurz!

- Ödeme, Granulome und Nekrosen der Stimmbänder sind meist Folgen zu groß gewählter Tuben
- Subglottische Ödeme oder Stenosen (Spätfolge!) durch Druckläsion oder mechanische Irritation (Bewegungen, Absaugen) an der Tubusspitze
- Ulzerationen der äußeren und inneren Nase, des Rachens und der Trachea im Zusammenhang mit Langzeitintubationen (vermeidbare Schäden!)
- Akute Verlegung des Tubus durch eingetrocknetes Sekret → suffiziente Atemgasbefeuchtung ist im Kindesalter unerläßlich.

5

5.5   Beatmung von Kindern

Wichtige Meßgrößen
- Tidalvolumen (TV): 6 ml/kg KG
- Atemfrequenz: Neugeborene 40–60/Min., mit 1 Jahr 25–30/Min. und mit 10 Jahren < 20/Min.

Beatmungsgeräte in der Pädiatrie

Besonderheiten

In der Pädiatrie verwendete Beatmungsgeräte unterscheiden sich grundsätzlich von Respiratoren, die im OP oder bei erwachsenen Patienten eingesetzt werden. Aus technischen Gründen war es lange Zeit nicht möglich, extrem kleine Zugvolumina (für ein 500-Gramm-Kind ca. 3 ml!) mit großer Genauigkeit und zuverlässig abzugeben. Deshalb werden für die Pädiatrie meist zeitgesteuerte continuous-flow-Geräte (☞ 2.1.3) eingesetzt, die die Beatmung mit einem einzustellenden Druck erlauben (z.B. Babylog® Dräger).

Compliance-Korrektur
- Problematik: Während einer Inspiration wird Gas in allen unter dem Inspirationsdruck stehenden, gasführenden Teilen vom Respirator bis zum Tubus (zu- und abführende Schläuche, Atembalg, Atemkalkbehälter sowie geräteinterne Hohlräume) komprimiert. Das komprimierte Volumen steht dem Pat. nicht mehr zur Verfügung. Bei hohen Beatmungsdrucken, großen gasführenden Volumina (großer geräteinterner Compliance) und kleinen Zugvolumina spielt der Verlust durch Kompression eine große Rolle, d.h., das komprimierte Volumen kann das Atemzugvolumen um ein Mehrfaches übersteigen
- Praxis: Die interne Compliance verschiedener Respiratoren schwankt zwischen 0,3 und 4,5 ml/mbar. Bei einem Beatmungsdruck von 20 mbar werden damit – unabhängig vom Tidalvolumen – alleine zwischen 6 und 90 ml Gas komprimiert. Veränderungen von Resistance oder Compliance einer kindlichen Lunge können im Extremfall dazu führen, daß ein Respirator überwiegend den Gerätetotraum „beatmet", die in den Patienten verbrachte Fraktion des Tidalvolumens aber unter die Totraumventilation sinkt. Neuere Geräte weisen deshalb eine Compliance-Korrektur

5

auf. Bei Abnahme der pulmonalen Compliance (oder Zunahme der Resistance) korrigiert der Respirator das abgegebene Zugvolumen mit dem Ziel, das durch den Tubus insufflierte Tidalvolumen konstant zu halten.

> Beatmungsgeräte für Kinder sollten während der Inspiration ein möglichst kleines kompressibles Volumen aufweisen. Ist dieses Volumen beträchtlich größer als das Volumen der kindlichen Lunge, muß davon ausgegangen werden, daß im Respirator mehr Gas komprimiert als in die kindliche Lunge insuffliert wird.

Gerätewahl

Die Beatmung kleiner Kinder (Frühgeborene, Neugeborene, kleine Säuglinge) erfolgt am besten mit zeitgesteuerten, druckbegrenzten continuous-flow-Beatmungsgeräten (z.B. Babylog 8000®). Ein weitgehend fließender Übergang zwischen kontrollierter Beatmung und Formen der Eigenatmung erleichtert die Entwöhnung vom Respirator nach längerfristiger Beatmung. Neuere Geräte erlauben die Messung von Atemzugvolumen, AMV, Resistance und Compliance. Die Beatmung kann damit leichter gesteuert und überwacht werden.

Besonderheiten bei Beatmungsformen

- CPAP (continuous positive airway pressure): kann bei Kindern auch ohne Trachealtubus („Nasen-CPAP") durchgeführt werden
- HFO (high frequency oscillation): Bei restriktiven Lungenerkrankungen kann mit der HFO bei Kindern jeden Alters ein adäquater Gasaustausch sichergestellt werden. Dabei werden oft geringere Spitzen- und Mitteldrucke als bei konventioneller Beatmung gemessen.

5

Komplikationen der Beatmung von Kindern

Allgemeine Auswirkungen der Beatmung auf den kindlichen Organismus

Positive Beatmungdrucke führen zu einem Anstieg des intrathorakalen Druckes. Dies führt zur Behinderung des venösen Rückflusses und damit zu einer Abflußbehinderung abhängiger Organe (ZNS, Leber, Niere u.a.) → Schwellung der Leber, Abnahme des HZV → nachlassende Nierenfunktion, Abnahme der Leberfunktion.

Die spezielle Gefahr hoher Beatmungsdrücke liegt in möglichen Verletzungen des empfindlichen, unreifen kindlichen Lungenparenchyms (Barotrauma). Folgen sind die Ausbildung eines interstitiellen Emphysems, eines Pneumothorax, Pneumomediastinums und/oder Pneumoperikards. Als Spätfolge kann es zur bronchopulmonalen Dysplasie kommen. Hohe Beatmungsdrücke und eine unter Beatmung erhöhte ADH-Sekretion führen zur Flüssigkeitsretention mit der Folge von Ödemen.

Atelektasenbildung durch:
- Anwendung hoher $F_IO_2 \rightarrow$ Resorption von Sauerstoff $\rightarrow$ Atelektasen, wenn Alveolarbezirke schlecht belüftet werden (teilweise Verlegung durch Sekret)
- Unzureichende Zugvolumina und nachlassende Surfactant-Produktion
- Die Anwendung hoher F_IO_2 bei Früh- und Neugeborenen über einen längeren Zeitraum kann zur retrolentalen Fibroplasie führen.

Eine erhöhte Pneumoniegefahr wird bedingt durch Keimeinschleppung ($\rightarrow$ steriles Arbeiten unerläßlich!), Aufhebung der natürlichen Filter- bzw. Reinigungsmechanismen und Läsionen der Schleimhaut (Tubus, Intubation, Katheter, Absaugen). Eine antibiotische Behandlung ist dann meistens indiziert (Material für Bakteriologie vorher abnehmen!).

Überwachung

Das optimale Instrument zum Beatmungsmonitoring ist wie beim Erwachsenen die Blutgasanalyse:
- Arterielle Analysen sind technisch schwierig und verursachen einen relativ großen Blutverlust
- Kapilläre Proben sind ungenau (schlechte Korrelation p_aO_2, mäßig bei p_aCO_2)
- Häufige Punktionen der Endphalangen können zu Osteomyelitiden und Nekrosen führen
- Die Punktionen sind sehr schmerzhaft
- Eine echte Alternative stellt das transkutane, kontinuierliche Monitoring von pO_2 und pCO_2 dar, deren Meßwerte verläßlich sind
- Standard für die Überwachung zum Schutz vor einer Hypoxämie (nicht Hyperoxie!) ist die Pulsoxymetrie.

5

Aus arteriellen bzw. transkutanen Sauerstoffpartialdrucken bzw. Sauerstoffsättigungen kann in Kenntnis der F_IO_2 die Güte des pulmonalen Gastransfers abgeschätzt werden. Ob Organe und Gewebe des Pat. ausreichend oxygeniert sind, kann daraus nicht abgelesen werden! Dazu ist die Kenntnis der (gemischt-) venösen Sauerstoffpartialdrücke bzw. -Sättigungen und des Hb erforderlich. Bei einer normalen arteriellen Sättigung kann bei einem gleichzeitig bestehenden niedrigen HZV eine Hypoxie vorliegen, wenn die Gewebeperfusion unter den kritischen Wert gesunken ist.

- Beatmungsdruck: kontinuierlich Überwachung und Limitierung erforderlich, weil aus hohen Beatmungsdrücken zahlreiche Komplikationen resultieren
- Steuerung der *Ventilation* anhand des $p_{et}CO_2$: keine verläßliche Messung bei Früh- und Neugeborenen sowie kleinen Säuglingen: zu kleine AZV, hoher Konstant-Flow im Kreissystem
- Steuerung der Oxygenierung über p_aO_2, s_aO_2: Transkutane Partialdrucke sind für Langzeitbeatmung ausreichend, arterielle paO_2 sind nur in der Initialphase oder bei Veränderungen (Klinik, Pulmo, Ventilator) angezeigt. Kapilläre pO_2 sind unbrauchbar.

- Bei Hypoxie:
  - $F_IO_2 > 0,6$: zunächst versuchen, durch Blähen und ggf. Erhöhen des Atemmitteldrucks weitere Alveolarbezirke zu erschließen. Erst dann höhere F_IO_2 wählen
  - $F_IO_2 < 0,5 \rightarrow$ Atemwegsdruck reduzieren
- Bei Hyperoxie $\rightarrow F_IO_2$ reduzieren.

5

Sedierung

- Auch Kinder müssen unter Beatmung sediert werden. Grundsätzliche Unterschiede zu Erwachsenen gibt es dabei nicht
- Bewährt hat sich Morphin als Infusion in einer Dosierung von 10–50 µg/kg KG/h
- Opiate müssen nach längerer Zufuhr ausgeschlichen werden, damit eine Entzugssymptomatik den Erfolg der Weaning-Phase nicht beeinträchtigt
- Bedarfsweise kann die Sedierung mit Midazolam 0,05–0,1 mg/kg KG vertieft werden
- Eine Relaxierung ist nur selten erforderlich (z.B. bei Katheterwechsel, Umintubation usw.).

Unruhe und Gegenwehr können Ausdruck einer unzulänglichen Beatmung sein. Deshalb erst die Beatmung kontrollieren und optimieren bevor die Sedierung vertieft wird.

5

Index

6

6

6

6

6

6